协和
乳腺健康粉红宝典

北京协和医院乳腺外科 著

电子工业出版社
Publishing House of Electronics Industry
北京·BEIJING

推荐序

当今，我国乳腺癌的治疗已趋于国际化标准，但我一直在思考，我们和欧美国家的差距除了新的抗癌药品之外，还欠缺什么呢？2009年，"协和粉红花园"（以下简称"粉红花园"）依托北京协和医院乳腺外科于"粉红丝带月"成立，这是一个由医生、护士、患者三方共同组建的公益组织，旨在向社会传播乳腺疾病知识，帮助乳腺癌患者完成规范治疗，支持其心理康复。

粉红花园志愿服务历经9年，它不负众望、脚踏实地，在公益服务中，无论是病房探访还是晚间微信答疑、志愿者培训以及创意策划活动，粉红花园里每一位志愿者都倾其真心，无怨无悔。在这里我要向她们表示感谢，她们的付出不仅是对我们医护人员工作的补充，同时也让更多的女性重视自己的乳房健康，做到早发现、早治疗。在每一次的服务和活动中，她们带着真诚和奉献的精神感染了罹患癌症的患者，也感染了我们医护人员。

作为北京协和医院乳腺外科主任，面对中国乳腺癌的高发病率，我有责任带领医护团队为患者医治疾病，解除困扰，同时为健康女性进行预防、宣传、引导；搭建粉红花园这一座医患的桥梁，以人文关怀为宗旨，让医患关系散发出温暖而富有人性的光芒。

《协和乳腺健康粉红宝典》这本书内容分为两部分：第一部分是关于乳腺健康的专业知识内容，采用生动的插图，以贴近生活的语言为读者讲述看似枯燥的医学知识；第二部分包括了具有代表性的粉红花园的故事与活动，相信读者一定会从真实的照片以及感人的故事中汲取力量，积极康复，获得新生。

在此我谨代表北京协和医院乳腺外科全体医护工作者为服务在乳腺癌公益事业一线的人们表示感谢！

孙强

北京协和医院乳腺外科主任、教授、博士生导师

2018 年 10 月

青葱玫瑰，大爱人生

2018年是我和协和粉红花园一起成长的第9年。粉红花园以医生、护士、患者三位为一体，形成稳固的"铁三角"架构，它寓意每一位乳腺癌患者都是粉红花园中的花朵，在医护人员的呵护、灌溉下重新绽放自我。

粉红花园初建团队包括医护人员在内只有11人，我们迅速制定了病房探访和门诊咨询的规章制度，设计了志愿者排班表格。至今，不间断的探访工作已经成绩显著，探访志愿者也已经增加到了45人。这期间我们进行了多次不定期的培训，并总结与乳腺疾病相关的知识，培养了志愿者的专业化素养，使她们成为医护人员身边的好帮手，患者们需要的好姐妹。

2014年，粉红花园成功主办了第五届全球华人乳癌组织联盟大会。我们为此策划了一台属于患者的叙事晚会，为每一个充满爱的、温情的、不被人知的故事提供舞台，让每一个故事背后的主角被众人所见，让他们以自己的价值闪亮登台。它让粉红花园走出协和医院的平台，以其"You Raise Me Up"的人生理念，影响来自五湖四海的乳癌组织。这一鼓舞人心的力量激励着患者们将自己的故事讲出来、写出来，更好地鼓励和感染他人。本书收录了几名患者的真实故事，我相信这些鲜活的故事一定会带给你不一样的人生领悟。

作为一名乳腺科护士，我每天接触最多的人群就是乳腺癌患者，看着她们从门诊到病房、从入院到出院、从手术到治疗，感受着她们所经历的身体创伤和面临选择时的痛苦，聆听着她们倾诉内心的悲伤和愁苦，我毅然决定要成为一名乳腺癌方面的专业心理咨询师。当领取到国家劳动和社会保障部颁发的心理咨询师资格证书后，我便开始与她们进行更深层的交流。无论这些故事的背后是愤怒、悔恨，还是焦虑、恐惧，她们都在一次次的心理咨询中学会了接纳自己，学会了安稳于世。当她们投入乳腺癌的公益事业中时，我看到的是她们真诚的奉献，看到的是一个个全新的生命被感动！

如果读到此书的你还身陷困苦，如果你还没有学会爱自己，如果你还没有找到自己生命的价值，欢迎你加入粉红花园，它将给每位残缺的生命以关怀和尊重；它将用专业滋养你的灵魂，缝补生命的漏洞；它将以智慧之光引领你开启第二人生！

在此，我要感谢致力于乳腺癌公益事业的各方组织给予粉红花园的帮助与指导，感谢每一位支持粉红花园的人们，感谢电子工业出版社的编辑体谅我们工作的忙碌，并对稿件进行了反复沟通、校对修改，将一本内容实用、生动的好书呈现给大家，希望它能成为健康女性的保健书，乳腺癌患者的枕边书。

石纳

北京协和医院乳腺外科门诊护理负责人

协和粉红花园创始人之一

癌症专业心理咨询师

2018 年 10 月

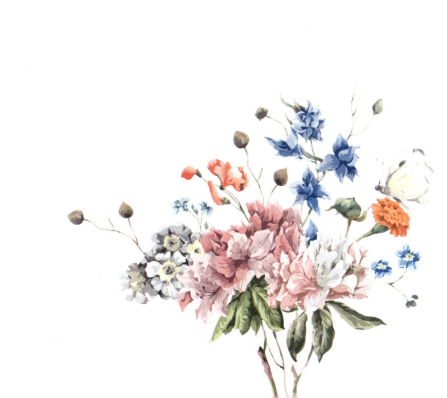

目录

推荐序
青葱玫瑰，大爱人生

Part 1 每个人都应该了解的乳腺癌知识

年轻人不会得乳腺癌？在中国，这是一个误区 /17
1. 20、30、40岁……各年龄段女性都应重视乳腺检查
2. 彩超检查与钼靶检查相结合更适合中国女性患者

好莱坞明星做了基因检测，我也能做吗 /19
1. 来自美国国内的质疑
2. 什么是基因检测
3. 基因检测在我国尚未成熟

你具备患乳腺癌的高危因素吗 /21
1. 家族遗传
2. 精神压力
3. 生活方式不健康
4. 激素及药物
5. 电离辐射危害
6. 月经初潮早或绝经期晚
7. 肥胖，尤其是腹部肥胖

Part 2 患癌并不可怕，可怕的是负面情绪
——冷静面对治疗

多咨询医生，理智辨别各类网络信息 /29

把握选择的时机最重要——选择医院 /30

乳腺癌的诊断过程 /31
1. 临床检查
2. 影像学检查
3. 病理学检查

充分沟通给彼此信心 /33

多方面考虑，选择最适合自己的治疗方案 /35
1. 手术活检、病理诊断、临床分期是确定治疗方案的重要依据
2. 常见的以手术为核心的综合治疗方案
3. 选择手术方案的原则与建议

Part 3 积极治疗，战胜癌症"恶魔"
——乳腺癌的术后治疗

北京协和医院乳腺癌术后治疗门诊高效实操指南 /43
1. 化疗前需要明确的问题
2. 化疗的准备工作
3. 看化疗门诊后
4. 放疗和内分泌治疗

术后治疗方法一——化疗 /48
1. 哪些情况需要化疗
2. 如何选择化疗药物
3. 化疗有哪些副作用

术后治疗方法二——放疗 /51
1. 哪些人群需要放疗
2. 哪些人群不适合放疗
3. 放疗有哪些副作用
4. 化疗与放疗的时间配合

术后治疗方法三——内分泌治疗 /54

1. 先判断激素受体是阳性还是阴性
2. 内分泌治疗的副作用

术后治疗方法四——靶向治疗 /56

1. 判断 HER-2 是阳性还是阴性
2. HER-2 阳性一定要进行赫赛汀治疗吗
3. 赫赛汀的治疗疗程

Part 4 坚持随访与复查，重塑全新自我
——乳腺癌康复期

重视每一次复查，扫除生命威胁 /61

1. 术后复查包括哪些内容
2. 制订术后上肢功能康复计划
3. 预防术后上肢水肿

心理重建——消除负面情绪，远离死神威胁 /68

1. 战胜内心的恶魔——如何"对付"不良情绪
2. 什么才是真正的帮助——我该去哪里寻求心理援助
3. 娇美玫瑰，期待绽放——参加乳腺癌康复组织

积极健康地拥抱生活，享受做女人 /75

1. 根据不同时期身体状态调整饮食
2. 量力而为进行家务活动与运动
3. 找到自己的兴趣，找回健康——康复期的运动
4. 在充分沟通中享受性爱的美好——有关夫妻生活

我可以期待做妈妈的幸福吗——生育问题 /79

1. 在接受了化疗、放疗、靶向、内分泌等多种治疗后，我还有没有生育能力了
2. 生孩子会不会增加乳腺癌复发转移的风险

3. 有什么方法可以保护卵巢功能
4. 乳腺癌手术后多久生宝宝好呢

Part 5 你也可以和她们一样快乐自信
——回归社会，重新扬帆

为什么是我？生命的警示（罗艳青） /86

粉红花园帮我走出恐惧、彷徨、绝望（冬青） /93

炼狱后重生（赵锦华） /97

坚守心中的梦想（高燕辉） /105

哺育，我们换个方式（桃子） /110

理性面对生命中的挫折（汪学文） /112

笑对眼前事，善待眼前人（王美琳） /116

Part 6 粉红花园中的爱与力量

缘起协和，因爱成长 /124

第一位志愿者 /126

粉红花园基金 /128

学术高度，国际视野 /133

社会宣教，媒体传播 /136

线上线下，争奇斗艳 /140

粉红花园大事记 /144

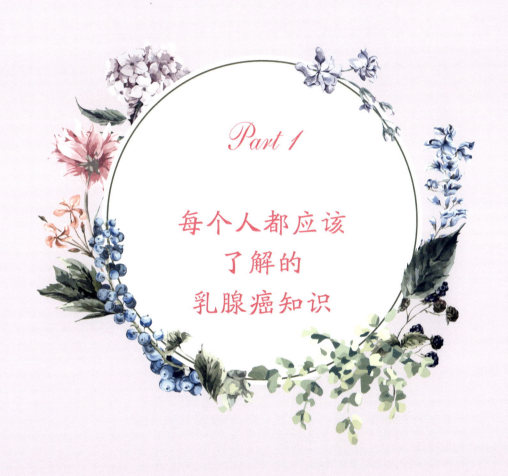

Part 1

每个人都应该
了解的
乳腺癌知识

亲爱的姐妹，说起"乳腺癌"也许你会摇头摆手，表示这跟自己没什么关系，或者你觉得还没到考虑这个问题的时候。但乳腺癌的实际发病率往往比我们想象中严重。

近几年，全球关于乳腺癌的统计数字快速上升，因乳腺癌死亡的人数已经超过了因"汶川大地震"死亡的人数，数字相当惊人。最近，权威杂志《柳叶刀·肿瘤》发表重磅文章，第一次统计了全世界20~39岁年轻人的癌症图谱，而且按照国家、地区、经济情况做了细致的分类比较。

每年全球有100万20~39岁的年轻人被诊断为癌症，乳腺癌最常见，占20%。

- 女性患者是男性患者数量的2倍。
- 中国癌症患者中患乳腺癌的人数最多。
- 中国近30%的癌症是感染引起的。
- 经济越发达的地区，癌症的发病率越高。
- 经济越不发达的地区，癌症的死亡率越高。

2012年，在"全球女性恶性肿瘤发病率分布统计"中，乳腺癌以占据女性新发癌症总数31%的比例高居首位。根据世界卫生组织统计，每年因乳腺癌造成45.8万人死亡，是危害女性健康的一枚大炸弹。

乳腺癌发病率在世界范围内呈上升趋势，其中北欧、美国的发病率比较高，而亚洲发病率较低。但值得注意的是，近年来亚洲的发病率在迅速上升，并有年轻化的态势。在中国，乳腺癌的发病率更是快速上升，从20世纪90年代每10万人中约20人发病发展到近年每10万人中约40人发病。

年轻人不会得乳腺癌？
在中国，这是一个误区

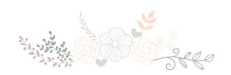

◇ 1. 20、30、40 岁……各年龄段女性都应重视乳腺检查 ◇

从全球范围整体患癌人数来看，年轻女性患者几乎是男性患者的 2 倍，分别约为 63 万和 34 万。为什么呢？因为年轻人发病率最高的三种癌症：乳腺癌、宫颈癌、甲状腺癌，它们的共同特点就是：患者主要是女性。

北京协和医院不同时间段收治的乳腺癌患者的发病年龄及其构成比的统计结果显示，尽管大多数的乳腺癌发生在女性围绝经期（绝经前后的一段时期）和绝经后，但 30 岁以下女性乳腺癌发病率近年来呈增长趋势，而且绝经前的患者占总患病人数的 50%。

乳腺癌占了年轻人所患癌症的 20%，每年全世界有近 20 万名年轻女性被诊断出患乳腺癌，所以像企业家柳青、歌手姚贝娜这样的年轻病患的例子其实并不罕见。很多癌症都是在 50~60 岁以后才高发，但乳腺癌相对更早。

所以，即使你才 20 多岁，患乳腺癌的危险性较小，但由于乳腺癌高发，同样需要关注乳腺健康，及早进行针对年轻人的乳腺癌检查，积极采取必要的预防措施。争取早发现，早治愈。

如果你已经进入 40 岁，则更要坚持每年进行常规检查，及早发现、及早治疗，把病情控制在初期。

值得强调的是，虽然女性患癌症数量较大，但是患乳腺癌的整体死亡率不高。在医疗条件较先进的欧美国家，乳腺癌的存活率是91%。因此，只要遵循正规治疗，多数患者都不会被癌症击垮。

◇ 2. 彩超检查与钼靶检查相结合更适合中国女性患者 ◇

正因为中国乳腺癌患者具有年轻化的特点，跟欧美国家患者相比，"致密型腺体"（即腺体较多）是中国乳腺癌患者的另一特点。这也决定了我们在进行乳腺癌早期筛查时，仅使用钼靶检查方法并不能完全准确地获得检查结果。

在国家"十一五""十二五"以及北京市科技项目的支持下，北京协和医院乳腺外科开展了一系列与乳腺癌筛查相关的研究项目，其结果已表明：相较于钼靶检查，彩超检查可以提高早期乳腺癌的诊断比例。鉴于中国女性乳房特点和乳腺癌发病特点，结合我国特有的卫生经济学现状，彩超检查的诊断价值更高、性价比更好，因此，我们确立以彩超检查为主、辅以钼靶检查的筛查方法与规范。彩超检查可以更清楚地显示乳腺肿物特点及其血供情况（即乳腺肿物周围血流情况），而且无放射性，也更加经济易行。因此，我们目前推荐定期以超声筛查、随访为主，同时，对可疑恶性患者辅以钼靶检查，对于筛查阳性受试者进行病理学检查，尽早进行处理和干预。

另外，还有一种乳腺磁共振检查对于乳腺肿瘤的判断有一定的诊断价值。但由于成本较高，而且乳腺磁共振因为过于敏感，容易存在一定的假阳性率，因此不建议大家常规进行乳腺磁共振检查。

好莱坞明星做了基因检测，我也能做吗

2013年，好莱坞著名影星安吉丽娜·朱莉通过基因检测，检测出自己携带着一种突变基因，这种基因会使她拥有87%和50%的概率罹患乳腺癌和卵巢癌。于是为了预防可能的风险，她决定接受9周的复杂手术，切除双侧乳腺。乳腺全部切除后，她患乳腺癌的概率已经从87%下降到5%。

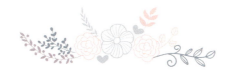

◇ 1. 来自美国国内的质疑 ◇

但是，美国预防癌症方面权威人士表示：朱莉的做法具有误导性，事实上，大多数女性都不应该接受朱莉所推荐的乳腺癌基因检测。通常情况下，癌症都是越早被诊断，患者就拥有越好的生存机会。但据美国预防服务工作组（United States Preventive Services Task Force，USPSTF）表示，即使在这种情况下，90%的美国妇女尽管在她们的家族病史中没有风险日益增长的遗传变异病史，却会因为做了不必要的乳腺癌检测而失去很多。

基因检测"经常性的不确定"可能会令一些健康的女性害怕自己将会患上癌症，进而促使她们采取强劲的药物治疗或是进行大的手术，就像安吉丽娜·朱莉那样。

许多采取这种做法的女性都不会从这些先发制人的治疗中获益，反而会因为她们患上癌症的风险从未增加，而可能遭受到不必要的、巨大的伤害。

因此，美国预防服务工作组（USPSTF）建议，只有经过与医疗专家就乳腺癌易感基因（Breast Cancer gene，BRCA gene）相关的癌症测试是否确实必要这一问题进行广泛讨论之后，那些特定的高风险人群，才有可能需要寻求这种测试。

◇ 2. 什么是基因检测 ◇

基因检测（Gene testing）又称DNA检测或分子检测，是通过分子生物学和分子遗传学的手段，检测出DNA分子结构水平或蛋白表达水平是否异常，分析各种疾病易感基因的情况，从而使人们能及时了解自己患某种疾病的概率，及时采取应对手段，达到防患于未然的目的。

◇ 3. 基因检测在我国尚未成熟 ◇

虽然基因检测对于疾病的预测具有十分重要的意义，但在中国因个人基因检测的标准还不统一，很多检测机构并不规范。更关键的是我国没有建立标准化的数据库，导致基因检测的结果无从对比，从而也不具备可参考的价值。

所以，我们并不建议中国女性盲目地将乳腺癌基因检测作为常规检查或乳腺癌筛查的一种方式。如果家中有多位一级亲属有乳腺癌或卵巢癌相关病史，则应该积极开始乳腺癌筛查，可到正规医疗机构相关科室进行咨询。

你具备患乳腺癌的高危因素吗

当我们了解了女性乳房常见的几种疾病后,心中似乎可以暂时舒缓一下。很多乳腺疾病有其特定的易发时期,只要我们提高对乳房健康的关注度,及时发现并采取适当的护理措施就能降低甚至尽量避免疾病的发生。

现在,最令我们恐慌的还是乳腺癌。近几年,随着乳腺癌发病率的不断提高及发病年龄的年轻化,很多生活在快节奏、高压力下的都市女性会产生这样的疑问:我是不是患乳腺癌的高危人群呢?

下面列出的几大高危因素,你可以对照自己的情况一一检查。

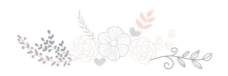

◇ **1. 家族遗传** ◇

可以说,癌症是有一定的遗传基因的,或者说,部分人更容易罹患癌症。如果您有一位一级亲属——母亲、姐妹或女儿患有乳腺癌,那么您的乳腺癌患病相对风险几乎是其他人的两倍。同时,亲属被诊断为乳腺癌的年龄也会影响您的患病风险。如果亲属在绝经后被诊断为乳腺癌,那么您的患病相对风险为1.8;如果亲属未绝经就被诊断为乳腺癌,那么您的患病相对风险为3。如果您有一个二级亲属——姑妈、姨妈、表姐妹、堂姐妹、祖母或外祖母患乳腺癌,那么您的患病相对风险为1.5。总的来说,您有越多的一级亲属患乳腺癌就有越高的乳腺癌患病风险。此外,亲属被诊断为乳腺癌时越年轻,您也会有越高的患病风险。需要强调的是,乳腺癌并不是直接遗传，而是一种"癌症素质"的遗传，乳腺癌病人的亲属并非一定患乳腺癌，只是比一般人患乳腺癌的可能性要大。

◇ 2. 精神压力 ◇

性格内向，精神长期抑郁，缺少幸福感又无良好的排解渠道，这些都是导致癌症的重要因素。都市年轻女性面对激烈的竞争压力，精神长期处于应激紧张状态，容易导致情绪上的不稳定、不平和。这些精神因素与不良生活、工作方式加在一起对乳房造成进一步的伤害。

◇ 3. 生活方式不健康 ◇

都市女性特别是长期从事办公室工作的女性坐多动少，缺乏锻炼，接触大自然的机会少。大多数职业女性由于工作关系，长时间戴胸罩，难得给乳房"松绑"；还有一些职业女性迫于工作的压力或追求事业的成功，过着"单身贵族"或"丁克族"生活，不结婚或者不生育。另外，多次人工流产、性生活混乱、长期性生活不和谐等因素，都易导致女性罹患乳腺疾病甚至是乳腺癌。

◇ 4. 激素及药物 ◇

乳腺癌与女性内分泌失调有关系，在各种内分泌因素中，最重要的是雌激素和孕激素。研究结果表明，雌激素刺激乳房腺体上皮细胞过度增生，是造成乳腺癌的重要原因之一。常使用含激素产品，或女性在更年期使用激素替代治疗会增加乳腺癌的发病风险。

另外，有些药物如降压药利血平等甾体类药物有增加乳腺癌患病率的作用。有些保健品、护肤品、化妆品中含有致癌成分，在使用中也要特别慎重。

◇ 5. 电离辐射危害 ◇

女性的乳腺是对电离辐射致癌活性较敏感的组织。年轻时，乳腺有丝分裂（mitosis）活动阶段，对电离辐射致癌效应最敏感，而且电离辐射的效应有累加性，多次小剂量暴露与一次大剂量暴露的危险程度相同。日本长崎原子弹爆炸后的幸存者中，罹患乳腺癌的人数比例明显增加，儿童及青少年时期接受过胸部放疗的，长大后患乳腺癌的概率也会增加。

◇ 6. 月经初潮早或绝经期晚 ◇

月经初潮年龄小于 12 岁的女性比月经初潮大于 17 岁的女性发生乳腺癌的风险增加 2.2 倍。闭经年龄大于 55 岁的女性比闭经年龄小于 45 岁的女性发生乳腺癌的风险增加 1 倍。月经初潮早或者绝经期晚是影响乳腺癌发生概率的两个重要的危险因素。同时，哺乳也会影响女性体内激素水平，条件允许的话建议女性延长哺乳时间，最好达到 12 个月以上，可在一定程度上降低乳腺癌患病风险。

7. 肥胖，尤其是腹部肥胖

毋庸置疑，胖人更容易患乳腺癌。众所周知，乳腺癌的发生、发展与雌激素有关，妇女体内雌激素的来源主要是卵巢和脂肪组织，而体内较高的雌激素水平又与月经初潮年龄早、行经时间长、绝经年龄晚等乳腺癌危险因素相关，因此肥胖的人患乳腺癌概率略高于普通患者。特别是绝经后的肥胖女性，风险增加尤其显著。而腹部肥胖比臀部及大腿肥胖的女性，患乳腺癌的风险更高。人们常说，腰围与寿命成反比。所以，为了我们的健康，请保持体形。

判断是否肥胖的重要指数 BMI

体重指数（BMI）是衡量一个人是否肥胖的重要指标，即体重（千克）与身高（米）的平方之比值。

如果 BMI>24，就需要注意控制体形；BMI 指数在 18~21 为理想体重，21~24 为可接受体重，大于 24 就会与多种疾病相关。

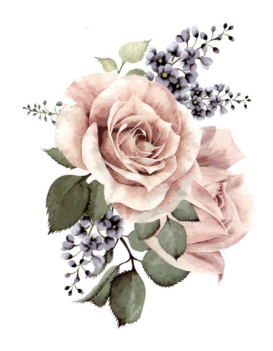

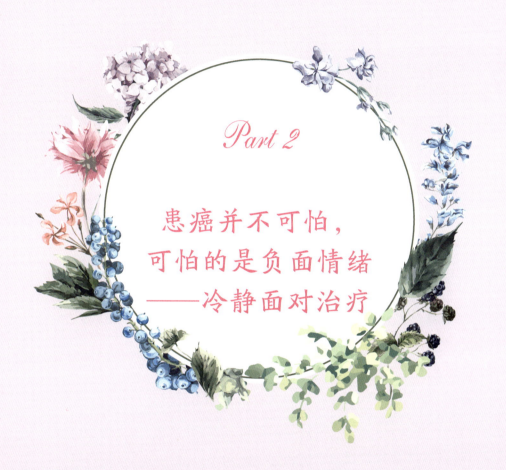

Part 2

患癌并不可怕，
可怕的是负面情绪
——冷静面对治疗

我们从宏观上讲"乳腺癌"，大都是列出各种数据、各种占比。在上一章，我们提到在全球女性恶性肿瘤发病率分布统计中，乳腺癌以31%的比例高居首位。这仅为2012年的统计数据，随着时间的推移，这一数据还在不断攀升中。

虽然从整体来看，未患乳腺癌女性的比例还是远远高于罹患乳腺癌女性，但任何癌症一旦确定在个人身上发现，对个人及其家庭来说，无疑就是百分之百的"灾难"。

大多数人还是会"谈癌色变"，一旦得知自己或身边亲近的人得了癌症，或惊恐、或悲伤、或绝望……然而，癌症并没有我们想象的那么可怕，尤其是伴随着医学科技的不断发展进步，人类面对癌症已经不是以前那种束手无策的状态了。

不过，最可怕的其实是各种负面情绪。当我们处于各种负面情绪中时，不仅会影响我们的理智，影响我们的判断，而且不利于解决、消除癌症问题。

多咨询医生，理智辨别各类网络信息

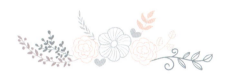

当我们被怀疑或确诊为乳腺癌时，慌乱及不确定往往是呈现出的第一情绪。而女性易敏感、易情绪化、易焦虑等特质，更容易让我们心慌意乱、四处询问。在情绪不稳定的慌乱状态下，人们容易"病急乱投医"。

如果是在体检中发现疑似乳腺癌的倾向，患者常会去几家医院做各种检查来进行确诊。在等待确诊的过程中，又会四处寻找各种信息，尤其以网络信息为主。现在网络信息确实非常发达，打开手机就有各种信息扑面而来，但往往信息越多越无法辨别其准确度。当患者处在一种焦虑、慌乱的状态下，很难对大量信息做出辨别及准确判断，从而容易陷入更加恐慌的状态。

在这种情况下，不仅无法帮助自己理清思绪，而且不利于病情的控制。所以，亲爱的姐妹们，对于疾病、对于我们身体的疑问，寻求专业医生及值得信赖的医院的帮助，才是一种负责任的做法。

把握选择的时机最重要
——选择医院

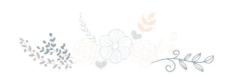

当我们通过日常自检或定期体检发现了某些乳腺疾病征兆时,除了不随便听信各种不可靠渠道的信息之外,更重要的是尽快到正规医院进行系统的检查,确定病情状态。

北京协和医院乳腺外科已经完成了国家"十一五"科技支撑项目"基于社区的乳腺癌筛查方案的比较与评价""十二五"科技支撑项目"建立适合中国国情的乳腺癌筛查模式"。经过科学研究提出了乳腺癌筛查的技术路线,供大家参考。技术路线中筛查模型为项目研究成果之一,有相关需求的朋友可以到北京协和医院乳腺外科门诊进行发病危险性评估,进而明确自己需要进行定期检查的具体方案。

乳腺癌的诊断过程

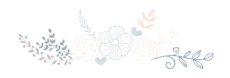

◇ **1. 临床检查** ◇

乳腺癌的肿块确实有很多不同于一般肿块之处，因此临床检查在乳腺癌诊断中起着极为重要的作用。临床表现包括：

（1）乳房肿块。一般情况下，患者仅凭乳房肿块来判断是不是癌症其实非常困难，所以如果明确发现有肿块请及时就医。

（2）乳头溢液。乳腺癌以乳头溢液为唯一临床表现的情况很少见，单侧、血性溢液的临床表现相对多见。

（3）皮肤改变。主要包括皮肤粘连、红肿、静脉曲张、水肿、溃疡、卫星结节、橘皮样改变、局部凹陷等。

（4）乳头、乳晕异常。主要是乳头回缩和乳头糜烂。

（5）其他，如区域淋巴结异常肿大等。注意：有的乳腺癌患者可能检查不到乳腺的肿块，而是以腋窝淋巴结肿大为首发表现，称为隐匿性乳腺癌。

2. 影像学检查

影像学检查包括彩超检查、钼靶检查、磁共振检查等，具体介绍参见《协和乳腺健康指南》Part 3 内容。

一般情况下，通过临床医生的触诊、超声及钼靶（甚至磁共振）的影像学检查，只能够初步判断乳腺肿瘤的性质。乳腺肿瘤性质的最终判定要依赖病理学检查，即在显微镜下观察手术切除的组织细胞形态，进一步判断肿瘤性质。

3. 病理学检查

病理学检查主要包括术中冰冻病理报告和术后石蜡病理报告。术中进行肿物切除活检时，一般会出具一个冰冻病理报告。冰冻病理报告能够对肿瘤性质进行快速的判断，告诉我们肿瘤是不是恶性的，以便决定是否马上进行下一步的手术治疗，部分情况下还会影响进一步手术治疗方案的制定。至于肿瘤的许多其他具体信息，从冰冻病理报告中无法得到，需要用术后一周左右的时间进行石蜡包埋组织、切片、免疫组织化学染色等检查步骤后，在显微镜下观察，得到最后的结论，最终反映在石蜡病理报告中。

石蜡病理报告被认为是疾病诊断的"金标准"，其最主要的目的是决定肿瘤的性质。根据不同肿瘤类型，石蜡病理报告中还包含肿瘤的大小、分化程度、增殖指数、腋窝淋巴结转移状况，以及涉及肿瘤特性的雌激素、孕激素受体状态、Her-2 受体状态等，这些才是指导医生进行病情评估、后续治疗及预后判断的依据。因此必须等石蜡病理报告出来才能制定具体的治疗方案。此外，根据不同患者个体的临床病理特征，可能会有选择地做进一步相关检测，如 FISH 检测、基因检测等，指导乳腺癌患者的个体化治疗。

充分沟通给彼此信心

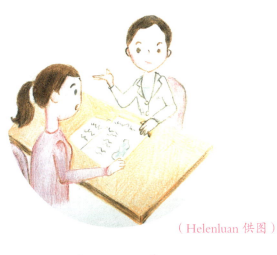

(Helenluan 供图)

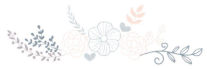

  为了获得更好的医疗体验，达到更好的治疗效果，需要患者对医生充分的信任，要善于倾听医生的介绍，更要积极地和您的医生做好沟通，充分表达您的任何情绪，无论是惊恐、犹豫、怀疑，还是不信任，让您的医生有机会获知您的心理状态。同时需要避免的做法是不听取医生的建议，一味地盲目坚持自己对疾病治疗的理解，并固执而轻率地做出选择。

  综上所述，医患沟通是指在医疗保健工作中，医患双方围绕病情、诊疗、预后、生活质量及相关因素等主题展开的互动。沟通并不仅仅是以医生为主导，也不意味着患者永远是被动地接收信息。患者完全可以通过全方位的信息平台获得更多的医疗资讯，与医生进行更深入的交流，使医患双方形成共识并建立相互信任的合作关系，找到最适合患者的治疗方式。

多方面考虑，
选择最适合自己的治疗方案

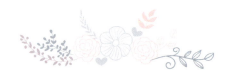

◇ 1. 手术活检、病理诊断、临床分期 ◇
是确定治疗方案的重要依据

乳腺肿瘤性质的最终判定要依赖病理学检查，因此，对乳腺病灶的手术切除活检在发挥治疗作用的同时，对于判断乳腺肿瘤的性质十分关键。如果在检查中发现乳腺肿瘤需病理确诊时，需要患者到医院找专科医生进行评估，确定临床分期并制定进一步诊治方案。

◇ 2. 常见的以手术为核心的综合治疗方案 ◇

通常情况下，乳腺癌手术分为乳房手术和腋窝手术，其中乳房手术有三种选择：保乳、全切、全切后再造；同时，腋窝手术有三种选择：不处理、前哨淋巴结活检、腋窝淋巴结清扫。什么是前哨淋巴结活检呢？就是把乳腺癌转移路上的第一站淋巴结取出来进行活检，如果没有转移，就可以避免腋窝淋巴结清扫了。其优点是创伤小、术后上肢功能好、发生淋巴水肿的概率低；缺点是存在一定的假阴性率，可能遗漏跳跃的转移，但这种情况发生的概率小于10%。乳腺外科医生会综合患者的病情及身体情况，给出一套综合治疗方案，通常是上述三种乳房手术选择和三种腋窝手术选择的排列组合。主要有以下几种方案：

保乳保腋窝术：即"乳腺肿物局部扩大切除术＋腋窝前哨淋巴结活检术"，适合于乳腺肿物符合保乳条件，术前判断腋窝淋巴结没有转移的患者。乳房及腋窝的手术均可以在局部麻醉下完成，创伤小，美容效果最好。

保乳改良根治术：也称为"乳腺肿物局部扩大切除术＋腋窝淋巴结清扫术"，适合于对身体外形要求（临床上称为"保乳愿望"）比较高的女性。但并不是有"保乳愿望"的女性患者都能保乳，具体判断需要医生在术前进行具体评估，如果符合保乳的条件，可以选择保乳改良根治术。保乳改良根治术的美容效果较好，有经验的乳腺外科医生甚至能够使手术"不留痕迹"。

乳房恶性肿瘤局部扩大切除术：适合于高龄、基础疾病较重等手术耐受性较差的患者。手术创伤小，安全性高，外形效果较好（类似于保乳手术的效果），但手术彻底性较差，出现局部复发转移的概率较高。

以上三种方案属于保乳手术，它们的优点是能够尽可能保留乳房原有的形态和感觉，手术创伤相对较小。

缺点是：

· 患者进行保乳手术后必须接受 5~7 周的放疗，每周 5 次（视病情需要决定放疗范围，平均费用 5~6 万元左右）。

· 保乳手术的局部复发概率在一定程度上比乳房全切手术高，但是这种局部复发不影响远期生存。由于乳房不能承受第二次放疗，如果出现局部复发则需进行乳房全切。局部复发的部位可能在原来长肿瘤的位置，也可能在同侧乳房的其他位置。

乳房全切 + 前哨淋巴结活检术：适合于乳房肿物较大，不具备保乳条件，但临床检查结果为"腋窝淋巴结阴性"并且临床评估"腋窝淋巴结转移可能性较小"的患者。

乳房全切术：即"改良根治术"，是常用的手术方式，适用于大部分的乳腺癌患者。改良根治术具有术式成熟、病灶切除彻底等优点，但会导致患者乳房外形欠佳。

乳房全切 + 即刻再造术：适用于那些保乳愿望强烈但不具备保乳条件的患者。该术式对患者创伤较大，费用较高，但疗效与改良根治术相同，外形效果更好。乳房虽然被全切，但腋窝仍可以根据具体情况做前哨淋巴结活检术或腋窝淋巴结清扫术。

以上三种方案属于乳房全切手术，它们的优点是治疗效果更彻底，局部复发概率低于保乳手术，但并不意味着是"零复发"。乳房全切手术后是否需要进行放疗则要根据术后的最终病理结果而定，术前不能一概而论。

缺点是：

· 手术创伤相对较大，恢复时间可能稍长。

· 全切乳房意味着彻底失去乳房。

但您可以在全切乳房后选择再造乳房：

（1）可以切取自身的组织结合硅胶假体再造乳房，但有可能影响后续的乳腺癌相关治疗；

（2）也可以在全切乳房后先放入扩张器（即临时过渡体），待后续的放疗、化疗结束后再至整形外科进行二次手术更换硅胶假体。

Tips 再造乳房可能存在的风险

- 再造乳房的美观度大部分不如原生乳房；
- 再造乳房相对于保乳手术创伤大、费用高；
- 可否保留乳头、乳晕需根据手术中的具体情况而定；
- 可能出现术后双侧乳房形态不对称，术后乳头坏死，术后皮肤供血不良，导致皮肤糜烂、坏死或破溃等情况；
- 术后放入扩张器或硅胶假体可能导致乳房出现感染、破裂、排斥等情况，需手术取出。

◇ 3.选择手术方案的原则与建议 ◇

决定手术前，患者和家属最纠结的问题莫过于选择保乳手术还是乳房全切手术。有的患者担心选择保乳手术之后容易复发，危及生命；有的患者不符合保乳条件却对外形美观有着极高的要求，渴望保乳；还有的患者，亲友太多，意见不一，在亲友的劝说下做出了违背自己本心的选择，从而长期忍受生理和心理的双重痛苦。

在医学原则的基础上，患者可以依据自身条件、心理需求、工作和家庭情况及社会特性做出最佳选择。我们提供以下几条重要原则：

原则1　我的乳房我做主

亲友的意见固然值得参考，但最终还是要自己做决定。

有一个普遍现象：在术前谈话中，如果参与者是夫妻双方的话，99%的丈夫会支持妻子选择乳房全切手术。这一方面反映了男性的理性思维占主导地位，安全重于一切；另一方面，也反映了家属对恶性肿瘤的恐惧以及夫妻间的伉俪情深。

然而，这是否就是患者自己的想法呢？

答案当然是否定的。患者本人往往会犹豫、难以决断，体现在当医生充分告知其保乳手术或乳房全切手术的利弊之后，患者本人对相关医学知识更迫切地渴望以及在面临抉择前的反复。

此外，乳房手术不同于腹部或者胸腔手术，乳房作为体表器官，每日与之相处的是患者本人，其中冷暖只有患者自知。数年前，一位接受乳房全切手术的患者在门诊对主治医生哭诉：术后每次看到自己的身体都觉得自己不是一个完整的女人，更无法面对自己的爱人。

原则2　安全性

安全性是患者最关心的问题，也是医生最关心的问题。"保乳手术＋术后放疗"方案与乳房全切手术在安全性上具有高度可比性，这也是医生敢于为患者提供这种选择的重要前提。

生命是无价的,无论何种治疗方案,如果可能危及患者预期寿命,都是绝不能接受的。固然,保乳手术后的局部复发概率在一定程度上较乳房全切手术高,但是这种局部复发不影响患者远期生存。"保乳手术 + 术后放疗"方案和乳房全切手术的安全性已经由多项大型随机对照临床研究予以证实,具有很强的循证医学证据。

原则 3　医学因素并非唯一决定因素

医学因素是患者做出选择的重要因素之一,但不是唯一决定因素,最终的决定需要综合医学、家庭及社会等多方面因素。

"清官难断家务事",作为医生应告知患者医学建议,然而家庭因素、经济因素等往往需要患者自己考量。如果患者是一位月收入 3000 元的来自普通家庭的妇女,父母卧病在床而一双儿女刚刚步入大学的校门,她往往选择全切手术而放弃保乳,因为后续放疗所需的费用恐怕会让整个家庭难以为继。

原则 4　后续治疗

手术后是否需要化疗、内分泌治疗及分子靶向治疗是根据患者术后的最终病理结果来确定的,与患者选择保乳手术还是乳房全切手术无关。

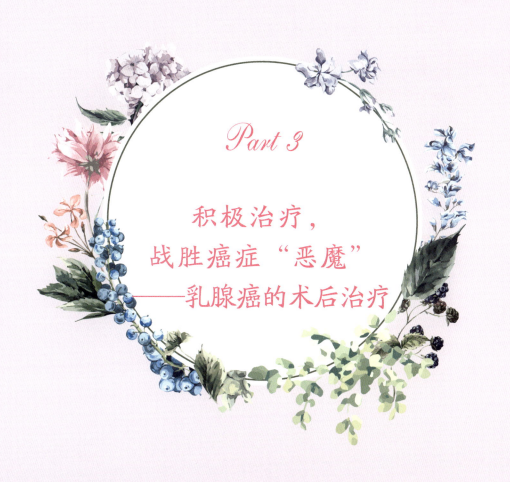

Part 3

积极治疗,
战胜癌症"恶魔"
——乳腺癌的术后治疗

如前所述，临床医生通过触诊，利用超声、钼靶，甚至磁共振等影像学检查，只能够初步判断乳腺肿瘤的性质。乳腺肿瘤性质的确定最终要依赖病理学检查，即在显微镜下观察手术切除的组织细胞形态，判断肿瘤性质。因此，检查中发现的乳腺肿瘤如需病理确诊时，需要进行手术；如果通过穿刺已经确诊为乳腺癌，那么更应该根据病情适时接受手术。手术治疗占据乳腺癌综合治疗体系的核心地位，不仅可以明确乳腺肿物性质，同时发挥治疗作用，另外还为后续综合治疗方案的制定提供病理、疾病分期等必要信息。

无论您选择保乳手术还是乳房全切手术，手术后并非万事大吉，通常情况下，还需要配合其他治疗。那么，进行手术后还需要做哪些治疗呢？

北京协和医院乳腺癌术后治疗门诊高效实操指南

如果您已经顺利完成手术而且恢复得很好，准备开始接受术后综合治疗时，后续的问题会接踵而来。面对乳腺癌纷繁复杂的各类治疗手段，面对术后化疗门诊如织的人流，面对要在各个专科门诊间往返穿梭的情况，恐怕大多数人早已无所适从。如何高效安排术后综合治疗的各项事宜，其重要性并不亚于治疗本身。

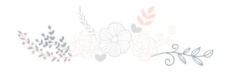

◇ 1. 化疗前需要明确的问题 ◇

（1）在我院化疗还是到所居地附近医院化疗？

如果患者决定到所居地附近医院化疗，只需主治医生或化疗医生出具写明化疗方案的证明即可；如果非本地患者打算在我院化疗，则需完善相应的医保手续。

（2）是否可办理医保特病门诊治疗申请手续？

持北京籍医保卡的患者可以申请医保的特殊病种门诊治疗，持非京籍医保卡的患者也有相应的特殊病种、慢性病种等医保费用的照顾政策。

◇ 2. 化疗的准备工作 ◇

（1）首次化疗：完成 PICC 置管[1]。

进行首次化疗时和化疗医师沟通要点：

a. 明确整体方案。

b. 选择密集化疗方案或普通化疗方案。

密集化疗方案每2周一次，需要升白针辅助；普通化疗方案每3周一次。

c. 是否需要赫赛汀治疗。

如需进行赫赛汀治疗，需提前进行心脏超声检查，用药期间每隔3个月复查一次。

每3周用药一次，用药剂量与患者体重相关，如患者体重变化明显，则需调整用药剂量。

d. 在化疗前，明确是否需口服地塞米松片。如需服用，要明确具体剂量及用法。

e. 是否需要使用升白针。如需使用升白针，要明确升白针的种类及使用的时间段。

f. 是否需要使用抑制骨转移的药物。如需使用，应每4周用药一次。

g. 是否需要进行卵巢保护。如需进行卵巢保护，应每4周用药一次，并明确使用时间段（化疗期间或化疗+内分泌治疗期间）。

Tips: 化疗方案多为数种药物联合使用，用药频率往往不一致，患者应对自己的方案及需要了然于胸，切勿与他人比较。

1.PICC 置管：经外周静脉穿刺中心静脉置管。

（2）非首次化疗：提供血常规检查结果。

进行非首次化疗时和化疗医师沟通要点：

a. 对血常规检查结果的解读。

b. 如血常规检查结果存在问题，医生应告知患者：是否需要继续进行血常规检查，是否需要服用地塞米松片。

患者可在所居住地医院抽血检查血常规，但需主动告知化疗医生。

c. 患者和医生共同确定本次化疗的方案。

依据患者对之前化疗的副反应决定是否调整剂量，是否需要使用升白针，是否需要服用止吐药、通便药及缓解患者肢体末梢疼痛和麻木的药物。

需要进行的其他检查：

· 如患者已进行赫赛汀治疗，则需要每3个月进行心脏超声检查。

· 已有复发转移的患者，需要进行相应病灶定期评估的检查。

需要开具的证明：如果患者去社区医院注射升白针，则需要开具相应的注射证明。

d. 确定本次化疗的时间、地点。

e. 确定下次看化疗门诊的时间：

· 选择密集化疗方案的患者：每2周一次。

· 选择普通化疗方案的患者：每3周一次。

· 服用抑制骨转移种类药物的患者：每4周一次。

· 采取卵巢保护的患者：每4周一次。

◇ 3. 看化疗门诊后 ◇

（1）尽快去挂号处预约下一次化疗门诊的号。

预约号顺序为先挂号者排号靠前，千万不要等到下次门诊当日再去挂号，会令排号顺序很靠后。

（2）血常规检查缴费：每周查血一次。

（3）缴费取药：如，地塞米松片等。

◇ 4. 放疗和内分泌治疗 ◇

·对于已做化疗的患者，主治医生会在最后一次化疗结束时告知患者是否需要进行放疗和内分泌治疗。

·对于不做化疗的患者，主治医生会在术后初次门诊时告知患者是否需要进行放疗和内分泌治疗。

·对于需要进行放疗的患者，则需到放疗科门诊挂号、制定方案。

·记得在最后一次化疗门诊时向化疗医师索取"末次化疗患者提醒函"。

·如果您的放疗时间与化疗时间或赫赛汀治疗时间重叠，请告诉放疗科医生，他们会帮您进行调整。

术后治疗方法一
——化疗

毋庸置疑，化疗虽然难熬，但对部分乳腺癌患者尤其是浸润性乳腺癌患者肯定有好处。恶性肿瘤具有复发转移的特性，在其发生、发展过程中，癌细胞可能脱落并通过血液或淋巴循环系统播散至全身各处。这些细胞在早期可能不会被发现，但随着时间进展，部分肿瘤细胞会增殖并形成可检查到的复发转移病灶。化疗的作用主要是杀伤那些可能存在的癌细胞，有效预防复发转移，维持无瘤状态，延长患者生存期。

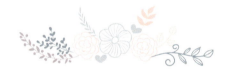

◇ 1. 哪些情况需要化疗 ◇

乳腺癌手术后需不需要化疗取决于多方面因素，是一个综合判断。简单地说，复发转移的风险越大，越需要化疗。患者年龄、肿瘤大小、肿瘤分级、淋巴结转移状态、肿瘤特征以及个人体质等，都是需要考虑的预后因素。专科医生会进行综合评估，并结合不同化疗方案的特点，为患者制定最适合的个体化治疗方案。患者想详细了解病情的心情可以理解，但应该相信专科医生，并配合医生做好相关治疗。

2. 如何选择化疗药物

化疗药物是对肿瘤细胞有毒性作用药物的统称。选择化疗药物也是一个综合判断，患者一般不具备相应的专业背景知识，很难详细了解。大家常常以"最贵""最狠"来判断、形容化疗药物，其实在化疗过程中没有"最贵""最狠"的药物，只有"最合适"的药物。

患者需要理解的是，最贵的药物不一定是最合适的，而且每种药的不良反应有轻重之分。选择同一种药，这个人的不良反应重一些，那个人的不良反应可能就轻一些，每个人都有差异。因此，是否选择化疗和选择何种药物进行化疗，患者应认真听取医生的建议。

3. 化疗有哪些副作用

化疗药物在杀伤肿瘤细胞的同时，也会对正常细胞产生损伤，这就是化疗的副作用，包括：对胃肠道细胞产生损伤，导致患者出现恶心、呕吐和腹泻等症状；对血液细胞产生损伤，导致患者出现白细胞降低、免疫力降低的症状，甚至发热、继发感染等；对头发的毛囊细胞产生损伤，导致患者出现脱发等。对于不同患者，不同的化疗药物、不同的给药剂量会造成不同的副作用，同时根据副作用的严重程度和患者的耐受程度，必要时可以改变化疗药物的剂量或调整化疗方案来达到平衡。

对大多数患者来说，化疗不可避免会给身体带来一些副作用，主要包括乏力、恶心、呕吐、腹泻、骨髓抑制、毛发脱落、心脏毒性、肝脏毒性及生殖系统毒性等。

对于恶心、呕吐的状况，可以采取服用止吐药物、少食多餐、尽量吃容易消化的食物来缓解症状。如果呕吐严重，必要时要给予静脉营养。对于腹泻的状况，要注意水分和电解质的平衡，必要时进行输液治疗。

化疗引起的骨髓抑制主要表现为体内白细胞、中性粒细胞减少，严重的话会发生中性粒细胞缺乏性发热及感染。因此，在化疗期间，患者要定期复查血常规，一旦出现白细胞、中性粒细胞减少甚至缺乏或中性粒细胞缺乏伴随发热等情况，应及时就诊并遵循专科医生医嘱进行对症治疗，根据情况适时服用升白细胞药物或抗感染药物等。

很多患者最关心的化疗副作用是"是否会脱发"，这与其所使用的化疗药物密切相关，有的药物会导致脱发，有的则不会。如果发生脱发的状况，要注意保暖，可以在化疗前购买自己心仪发型的头套。爱美的女性不必太过担心，等化疗结束后，头发会重新生长出来（颜色和质地可能与之前有所不同），一般不会对头发造成永久性伤害。

对于化疗药物导致的心脏、肝脏及生殖系统中毒，或有其他基础病的女性或者有生育要求的女性，要和医生进行充分沟通，并在化疗期间进行严密监测。

总之，"道路是曲折的，前途是光明的"，坚强的信念和科学的处理方法，会帮助大家顺利度过化疗这一关。

术后治疗方法二
——放疗

除化疗外，放疗也是乳腺癌综合治疗的一部分，是乳腺癌局部治疗的一种极其重要的手段。放疗主要通过高能量的射线"杀死"癌细胞或导致癌细胞失去生长及转移的能力。

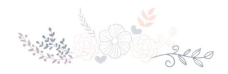

1. 哪些人群需要放疗

· 进行保乳手术的患者：放疗是乳腺癌患者进行保乳手术后综合治疗中不可缺少的部分，直接影响患者乳房的美容效果和局部复发率，也就是说进行保乳手术的患者必须做放疗。但对于高龄患者（年龄在70岁以上）来说，已有大量研究表明，放疗虽然可以降低这部分患者同侧乳房乳腺癌的复发率，但在生存率上并无统计学差异。因此对于这部分高龄保乳患者，专科医生会进行慎重评估再决定是否需要放疗。

· 进行乳房全切手术的患者：对于接受乳房全切手术后并存在胸壁复发高风险的患者来说，放疗能够有效降低局部复发率，并在一定程度上提高生存率。根据现有的临床数据以及经验，除了患者有对放疗绝对禁忌的情况之外，推荐符合以下条件之一的乳房全切患者进行放疗：原发肿瘤直径超过5厘米；皮肤、乳头或胸壁肌肉受到肿瘤细胞侵害；腋窝淋巴结转移数大于或等于4个；手术切缘不足或切缘呈阳性。

· 局部晚期乳腺癌患者：在不能进行手术的情况下，放疗也许对控制局部病灶有帮助，请遵医嘱。

· 局部复发患者：放疗是重要的治疗措施之一。

·转移性患者：可以选择姑息性放疗。其主要作用有：为骨转移患者镇痛；预防病理性骨折及脊髓压迫；为脑转移患者降低颅内压等。（在上述情况下，放疗对改善远处转移患者的生存质量，并延长患者的生存时间具有重要作用。需由乳腺科医生及放疗科医生共同评估患者病情，在排除放疗绝对禁忌的情况下，决定是否进行放疗并制定相应方案。）

2. 哪些人群不适合放疗

妊娠期患者、患侧乳腺或胸壁已接受过放疗并达到一定累积剂量的患者，都不适合做放疗。另外，患有一些特殊疾病的患者，如免疫系统疾病中的系统性红斑狼疮、硬皮病等，因为放疗后可能导致严重并发症，一般不适合做放疗。由于进行保乳手术后的患者必须接受放疗，如果有以上不适合放疗的情况，患者选择保乳手术时需要格外谨慎。因此，如果您患有免疫系统疾病，请详细告知乳腺科和放疗科医生。

3. 放疗有哪些副作用

和化疗一样，对某些病人来说，放疗也不可避免会给身体带来一些副作用。疲劳是最常见的副作用，需要提前做好准备，加强休息调养。皮肤方面的副作用也较常见，如皮肤过敏、瘙痒、红肿、疼痛、脱皮、水疱或过敏等，类似于阳光灼伤的反应。这些症状一般在治疗结束后会逐渐消失。其他副作用虽少见但可能产生较为严重的并发症，主要有以下几种：

·心血管放射性损伤：放疗使得冠状动脉粥样硬化的发生年龄提前、程度增加。但随着放疗技术日益发展及合理化，降低心脏毒性是完全可能的。目前正在发展的三维放疗技术使得心脏、肺等器官接受的放射剂量正在逐渐降低。

·肺部放射性损伤：肺部并发症主要表现为放射性肺炎，但发生率较低。虽然放疗会影响肺功能，但肺功能的变化尤其是通气功能的变化在一定程度上是可逆的，也就是说随着时间的推移，肺功能可以逐渐恢复。

·臂丛神经损伤：由于臂丛神经的位置紧邻乳腺癌腋窝淋巴结引流区，因此当锁骨上或腋窝后接受放疗照射时，臂丛神经会受到不同程度的照射。临床表现为同侧上臂及肩膀的疼痛、麻木、刺痛以及上肢无力，这些症状可能在放疗结束后数月甚至数年才出现。此外，臂丛神经的损伤程度与照射剂量有关。

·上肢淋巴水肿：不仅与手术有关，与放疗也有很大的相关性。单纯做腋窝淋巴结清扫或者单纯做放疗导致的上肢淋巴水肿的发生率均在10%以下。但如果腋窝淋巴结清扫后再做腋下放疗照射，那么，上肢淋巴水肿的发生率会有所上升。

◇ 4. 化疗与放疗的时间配合 ◇

放疗与化疗的时间配合有以下几种方式：首先化疗，随后放疗；首先放疗，随后化疗；放疗与化疗同时进行；化疗、放疗交替进行。这些时间配合方式分别基于不同的理论基础：手术后化疗的延迟可能会增加远处转移的发生率，而手术后放疗的延迟可能导致局部控制率的下降，因此，化疗和放疗的时间配合方式并不唯一。但根据目前已有的临床证据和经验来看，当手术切除完整，患者具有化疗指征时，首先做化疗，化疗结束后做放疗，放疗开始时间最迟不宜超过术后半年。

术后治疗方法三 —— 内分泌治疗

雌激素、孕激素等性激素在乳腺发育、增生、萎缩等生理过程中以及乳腺癌的演变过程中均起到了重要的作用。目前临床上常规检测雌激素受体（病理报告上的ER）和孕激素受体（病理报告上的PR），可以指导临床治疗方案的选择。

根据激素受体状态，如果ER和（或）PR为阳性，那么绝大多数情况下患者可以从内分泌治疗中获益；如果ER和PR均为阴性，那么患者可能不会从内分泌治疗中获益。因此ER和PR均为阴性的患者一般不需要进行内分泌治疗，而其中一个为阴性一个为阳性时，患者仍然可以接受内分泌治疗。

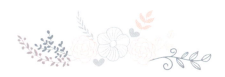

◇ 1. 先判断激素受体是阳性还是阴性 ◇

大多数乳腺癌患者要么ER和PR都是阳性，要么二者中至少有一个为阳性，这两种情况的患者都需要进行内分泌治疗。内分泌治疗主要采用药物治疗，如应用雌激素受体阻断剂或者抑制雌激素生成的芳香化酶抑制剂等。ER和（或）PR为阳性，不仅可以指导乳腺癌患者的内分泌治疗，而且在评价临床疗效以及判断预后等方面均具有重要意义。

2. 内分泌治疗的副作用

长时间服用内分泌治疗药物会有一些副作用,但大多数人都是能克服的。

选择雌激素受体拮抗剂,如他莫昔芬和托瑞米芬等药物的副作用包括潮热多汗、月经紊乱、阴道分泌物增加、骨密度改变、凝血风险增加等,并在一定程度上使子宫内膜增厚,增加子宫恶性肿瘤风险。当子宫内膜增厚到一定程度或出现异常的阴道流血时,可以考虑求助于妇科医生进行相应诊断及治疗。

选择芳香化酶抑制剂,如来曲唑、阿那曲唑和依西美坦等,主要适用于绝经后的乳腺癌患者,其主要副作用是导致骨质疏松,建议患者服药的同时加强补钙。

除以上副作用外,其他副作用较为少见且对患者影响较小。总之,如果在服药过程中出现任何不适,请及时与医生进行沟通。

术后治疗方法四 ——靶向治疗

靶向治疗即针对 HER-2 的相应治疗

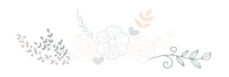

◇ 1. 判断 HER-2 是阳性还是阴性 ◇

HER-2 就是人类表皮生长因子受体 -2，那么什么是人类表皮生长因子受体呢？机体肿瘤细胞与细胞之间是通过一系列的信号相连接的，他们对肿瘤的生长、死亡、转移起着非常关键的作用。打个比方，如果在这些信号通路的关键位置上放置一些哨兵，把这些道路卡死，那么肿瘤细胞得不到司令部的指令，就无法生长。表皮生长因子受体就是众多关键位置中最重要的一个，它位于细胞膜上，目前其结构和功能研究较为透明。赫赛汀就是针对 HER-2 的药物，是站在 HER-2 这个位置上的哨兵。目前，赫赛汀治疗已经成为乳腺癌综合治疗中不可或缺的重要部分。

◇ 2. HER-2 阳性一定要进行赫赛汀治疗吗 ◇

不一定。属于导管内癌患者 HER-2 呈阳性时不需要进行赫赛汀治疗，属于浸润性癌患者如果仅为导管内癌部分 HER-2 呈阳性则亦不需要进行赫赛汀治疗。赫赛汀的主要作用是降低复发率、提高生存率，但由于其价格昂贵，因此应用起来需要慎重。对于导管内癌患者，由于其复发风险极低，而临床经验表明应用赫赛汀治疗带来的疗效十分有限，因此不建议选用。

对于浸润性癌患者如果仅为导管内癌部分 HER-2 呈阳性,临床经验亦表明应用赫赛汀治疗疗效有限,因此也不建议选用。对于浸润性癌患者如果浸润性癌部分 HER-2 呈阳性,临床经验表明应用赫赛汀治疗能够使复发的危险性降低一半左右,而生存率提高一倍左右,因此强烈建议患者选用。

值得提出的是,如果病理报告在给出"浸润性癌"和"HER-2 阳性"的病理诊断时,并没有标明 HER-2 阳性的部位,则需要临床医生、患者和病理科医生进行沟通,以确定是否选择赫赛汀治疗。

◇ 3. 赫赛汀的治疗疗程 ◇

临床研究结果提示,术后赫赛汀辅助治疗的标准方案是每三周一次或每一周一次,疗程为一年。如果缩短疗程或者减少用量,那么疗效会明显降低,因此,医生不建议随意更改赫赛汀治疗的疗程。

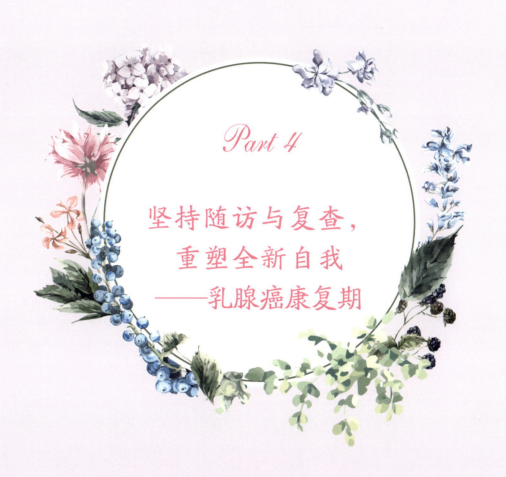

Part 4

坚持随访与复查,
重塑全新自我
——乳腺癌康复期

经历了忐忑不安的检查确诊，生死攸关的手术治疗，痛苦难捱的放疗、化疗，很多患者仿佛重新活过了一遍，翻过了最艰难的大山。那么，此时是否可以说乳腺癌已经治愈了呢？当然不是，后面还有3~5年甚至更长时间的康复期，需要我们打起精神，认真对待。能否重获饱满且有质量的美好生活，依靠康复期的生理与心理重建。

重视每一次复查，扫除生命威胁

乳腺癌术后最大的生命威胁之一是"不能正视疾病、不能快乐生活"。如果患者总是担心复发，没事也会被吓出病来的。

其实，对乳腺癌患者最大的威胁是肿瘤向远处器官转移（如骨、肺、肝、脑等）。诊断乳腺癌时，肿瘤分期越晚，越容易发生远处器官转移。而这些致命威胁越早发现越好，所以乳腺癌患者要定期接受检查。建议术后2年内每半年进行一次全面检查，2年以后若无明显异常，可改为每年进行一次全面检查。那么查到什么时候呢？一直查下去！不要有思想负担，身体健康的人也需要一年进行一次全面的身体检查。

◇ 1. 术后复查包括哪些内容 ◇

乳腺癌术后，患者需要进行定期检查，因为术后2年以内复发转移的可能性较大，此时全面复查时间间隔较短，之后的复查频率可以有所降低。检查内容并不复杂，主要分以下三方面情况：

・**术后2年以内**：每半年复查一次，每次复查包括乳腺及双腋窝彩超检查、腹部（肝、胆、胰、脾、双肾）彩超检查、盆腔子宫及双附件彩超以及X线胸片，骨扫描检查为一年一次，导管内癌患者不需要做骨扫描检查。

・**术后2~5年**：一年复查一次，每次复查包括乳腺及双腋窝彩超检查、腹部（肝、胆、胰、脾、双肾）彩超检查、盆腔子宫及双附件彩超检查、X线胸片以及骨扫描检查。

· **术后5年以后**：一年复查一次，每次复查包括对侧乳腺及双腋窝彩超检查、腹部（肝、胆、胰、脾、双肾）彩超检查、盆腔子宫及双附件彩超以及X线胸片，骨扫描检查每隔一年做一次。

复查的时间是从手术时间开始算起的，不需要十分严格，上下差1~2个月都没有关系。也就是说术后半年、一年、一年半、两年、三年、四年、五年、六年……需要进行定期检查，记住了吗？

需要提醒大家的是，一部分患者接受了子宫及双附件切除手术，这类患者复查时不需要再进行盆腔检查了，请提前告知医生，以免带来不必要的麻烦。以上这些检查内容均是和乳腺癌密切相关的检查项目，如果患者还伴有其他问题，则需要增加检查项目，如甲状腺有结节的患者需要加做甲状腺彩超检查，化疗时肝功能异常的患者需要抽血加做肝功能检查等，复查时患者要与医生详细沟通自己的情况。

◇ 2. 制订术后上肢功能康复计划 ◇

前面已经介绍过，治疗乳腺癌的手术有好几种，最常见的是改良根治手术和保乳改良根治手术，这两种手术都是需要进行腋窝淋巴结清扫的。这些手术的创伤可能会导致患侧上肢功能障碍，比如上肢淋巴水肿、肩关节运动幅度受限、易疲劳等。为了尽量避免这些症状的出现，我们需要从术后的第一天就开始功能锻炼，争取早日恢复患侧上肢的运动能力。

乳腺癌手术后大致可以分为早期和长期康复期，每个时期适合的运动是不同的。术后早期又大致可以分为卧床期和伤口拆线前期。

- 卧床期一般是指术后前 3 天。此时患者刚刚经过手术和麻醉的双重打击，生理机能也处于抑制状态，再加上腋窝留置了负压引流、胸壁切口裹着厚厚的绷带，所以此时运动的主要目的是避免上肢水肿，同时不影响伤口愈合。这一时期要尽量保持肩部制动，避免皮瓣下和腋窝的出血和积液。这个时期鼓励患者进行手部、腕部及肘关节运动，可做屈伸手指、握拳、松拳以及肘部的屈伸，同时让看护者帮助按摩患侧上臂和肩部的肌肉，或者自行收缩、放松这些肌肉，这些活动既不致对皮瓣贴合产生影响，又促进了静脉和淋巴回流，可以有效避免患侧上肢的早期水肿，同时也有助于恢复手部精细运动功能。

- 伤口拆线前期是指去除腋窝负压引流直至伤口拆线的时期。此时，患者已经可以下床自由活动，而伤口和创面正处在迅速愈合期。此时期的运动原则是在保证伤口愈合的情况下，尽量通过运动减少瘢痕形成及对肢体功能产生的影响。此时患者可以逐渐增加肩部的运动，尤其是外展和内收的动作，比如在健侧上肢的帮助下练习触摸同侧和对侧的耳朵。一般在术后 7 天左右会拆除胸部加压包扎，此时拿起木梳梳理头发就是个很不错的锻炼运动。但是，要记得此时皮瓣并未与皮下组织完全贴合，一定要避免爆发性的快速动作，所有的动作都应该是轻柔的、缓慢的，循序渐进、适可而止。

- 长期康复期功能锻炼的主要目的是恢复患侧上肢的外展、前伸和后伸功能。乳腺癌术后上肢功能锻炼要遵循循序渐进的原则。锻炼时会出现一定程度的不适（主要是疼痛），这一点要由患者自己来把握，有一点点疼痛是可以的，但如果过于疼痛则需要注意锻炼的强度。功能锻炼不是一蹴而就的，需要长期坚持。

功能锻炼主要以患侧上肢的外展、前伸和后伸功能为主，最常用的锻炼方式为"爬墙"。

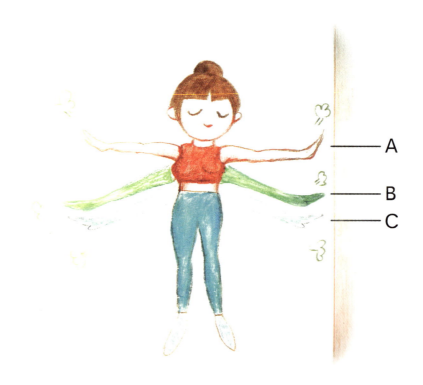

图 1 锻炼外展功能（Helenluan 供图）

锻炼外展功能时（图1），请身体侧对着墙，将患侧上臂外展，记录下外展所能到达的高度（如图1所示最低的位置C）。之后，每天坚持患侧上肢外展爬墙锻炼，强度以不引起上肢明显疼痛为宜，每天爬墙的高度只要不低于前一天即可。每当高度有一点点进步的时候，都在墙上做一下标记鼓励自己。慢慢地，爬墙的高度会不断提高（如图1所示中间的位置B）。外展功能锻炼的最终目标是能够外展平举患侧上肢（如图1所示最高的位置A），达到这个高度后，患者自己完成梳头、穿内衣以及戴耳环等日常动作都应该没有问题了。

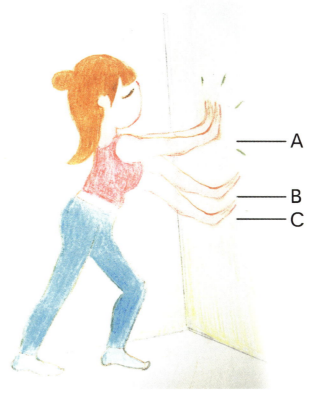

图 2　锻炼前伸功能（Helenluan 供图）

锻炼前伸功能时（图 2），请身体面对着墙，将患侧上臂前伸，记录下前伸所能到达的高度（如图 2 所示最低的位置 C）。之后，每天坚持患侧上肢前伸爬墙锻炼，强度仍以不引起上肢明显疼痛为宜，每天爬墙的高度只要不低于前一天即可。慢慢地，爬墙的高度会不断提高（如图 2 所示中间的位置 B）。前伸功能锻炼的最终目标是能够前伸平举患侧上肢（如图 2 所示最高的位置 A）。

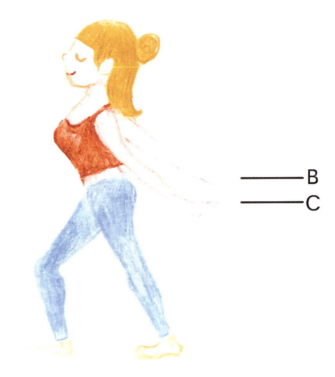

图 3　锻炼后伸功能（Helenluan 供图）

锻炼后伸功能时（图 3），请身体背对着墙，将患侧上臂后伸，记录下后伸所能到达的高度（如图 3 所示最低的位置 C）。之后，每天坚持患侧上肢后伸爬墙锻炼，强度仍以不引起上肢明显疼痛为宜，每天爬墙的高度只要不低于前一天即可。慢慢地，爬墙的高度会不断提高（如图 3 所示中间的位置 B）。后伸功能锻炼不要求患肢能够后伸平举，只要达到图中 B 的位置，能够满足自己穿内衣的需求即可。

随着手术水平的不断提高，腋窝损伤程度越来越小，很多患者经过恰当的功能锻炼，能够恢复到术前的水平，看不出患侧和健侧有任何区别，很令人鼓舞。

3. 预防术后上肢水肿

先来看一个例子：乳腺癌患者常女士做乳腺癌手术后一年了，之前一直遵照医生的嘱托，避免患侧上肢剧烈运动，以免产生淋巴水肿。但随着时间的推移，常女士觉得危险期过去了，于是忍不住患病前的爱好的诱惑，去打网球，结果没打几次，胳膊就肿了。常女士委屈地说："我术后这么长时间一直非常注意，都已经一年了，谁能想到这么长时间过去了，胳膊还会肿啊？"

其实，乳腺癌术后预防上肢水肿是个长期的任务。临床上常常发现术后2~3年出现水肿的患者，在水肿之前都有明显的诱因，如上述例子中的常女士打网球。一般情况下，乳腺癌患者需要放弃打网球这类上肢活动量比较大的运动。此外，静脉输液也可诱发患侧上肢水肿，患者要尽量避免患侧上肢静脉输液。一部分乳腺癌患者术后要进行静脉化疗，这时需要避免在手术一侧上肢进行输液，否则有可能引起患侧上肢水肿。建议接受化疗的患者在化疗前进行健侧中心静脉置管，以保证化疗的顺利进行，同时也可以保护患者的血管。

其他可能引起患侧上肢水肿的原因还包括：患侧上肢感染、淋巴管炎、泡温泉、蒸桑拿等。此外，一些不适当的动作可能会导致患侧上肢水肿或水肿加重，如用搓衣板洗衣服、用拖把拖地、搬重物、用患侧上肢挎包和练瑜伽或平板支撑时手撑地等，应避免长时间重复此类动作，以减少患侧上肢水肿的发生。

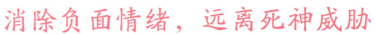

心理重建——
消除负面情绪，远离死神威胁

乳腺癌对患者的心理冲击是巨大的。对于那些接受了手术，特别是接受了全乳切除手术的患者来说，癌症侵袭和失去乳房的双重打击会使人觉得痛苦也似乎成了双倍的。"为什么只有我如此不幸？为什么她们似乎不像我这么痛苦？为什么她们可以坦然接受？"这些问题不停地困扰着患者的生活。

事实上，这样的疑问纠缠着几乎所有的乳腺癌患者。那么，患者如何"对付"这些不良情绪呢？

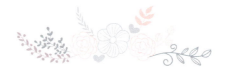

◇ 1. 战胜内心的恶魔——如何"对付"不良情绪 ◇

首先，乳腺癌并不像大多数癌症那么可怕，随着治疗技术的不断进步，其死亡率逐步降低。我们完全可以把它当成一种普通疾病来看待。其实，大多数的恐惧都来源于不了解。应该明确的是，大多数乳腺癌患者的预后情况都很好，尤其是那些早期的患者，大部分人在经过正规的治疗后都健康地生活着。随着医生对乳腺癌这种疾病的了解更加深入和新药的不断问世，乳腺癌的临床治愈率越来越高。

那么，什么样的情绪才是我们该有的呢？有一位患者说得好："先崩溃，后面对！"了解乳腺癌、积极面对挑战、平静如常地生活应该是最好的态度。当患者了解了乳腺癌并没有那么可怕的时候，更应该积极地去面对它，为此所受的躯体之苦才可以换来健康的未来。或许身体已经没有那么完美了，但是我们仍旧享有生活的乐趣、事业的挑战以及家庭的温暖。没有药物能够完全医治我们的不良情绪，大多数人也不需要依靠药物来调整不良情绪，找个人倾诉、培养一个新爱好、开始一项新事业，都有助于我们克服对不幸和痛苦的幻想。情绪波动是完全正常的，但只要想到我们并不孤单就会有信心战胜内心的恶魔。

要知道，我们身边有很多的乳腺癌患者都在正常生活着。

◇ 2. 什么才是真正的帮助 ◇
——我该去哪里寻求心理援助

姚女士于2013年3月被诊断为乳腺癌，她在北京协和医院住院期间，不仅得到了医生专业的治疗、护士悉心的护理，还有几位身着统一的粉红色上衣的姐妹前来看望她，她们就是粉红花园的志愿者们。这些志愿者本身就是乳腺癌患者，都经历了手术、化疗、放疗等治疗，康复后自愿成为志愿者，以自己的亲身经历、经验、感受为新患病的姐妹们指路，帮助她们的身心早日康复。姚女士说："我非常幸运，不仅在患病时得到了与世界先进水平同步的治疗，还结识了几位志愿者姐妹，她们都是过来人，她们的经验和指导使我少走了很多弯路。今后，如果女性朋友们在不幸罹患乳腺癌的时候都能找到相应的乳腺癌康复组织就好了。"

◇ 3. 娇美玫瑰，期待绽放——参加乳腺癌康复组织 ◇

为了便于患病姐妹找到相应的乳腺癌康复组织，我们简单介绍以下全国各地比较有影响力的乳腺癌"患友会"，患者可以通过了解后加入。

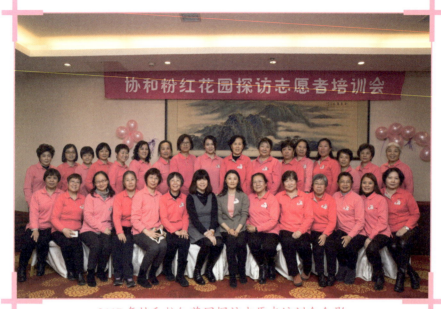

2017年协和粉红花园探访志愿者培训会合影

●协和粉红花园。协和粉红花园是北京协和医院乳腺外科精心策划组织、一批志愿者热情参与的公益组织,由医、护、患三方志愿者组成。经过3年的患者联谊会等前期探索,粉红花园于2009年10月29日正式成立,旨在帮助乳腺疾病患者积聚力量和信心,以积极乐观的心态面对疾病;同时,粉红花园把预防乳腺疾病作为宣传重点,在社会广泛传播"珍爱乳房,关爱健康"的理念。粉红花园的成立架起了一座医院、患者与社会大众三者之间的沟通桥梁,充分发挥北京协和医院的专家优势和专业优势,借助志愿者的爱心和奉献,利用社会人力、物力资源,在治疗乳腺疾病的同时,帮助患者提高战胜疾病的信心,同时也进一步倡导社会各方面关注和预防乳腺癌。

目前,粉红花园拥有经过协和医院定期培训的资深志愿者50余名,会员1 000余名,服务项目有病房探访、门诊咨询、微信群每晚答疑等。

粉红花园针对不同类型的病友群体，坚持举办"青葱玫瑰""梅香小筑""静听花开心灵工坊"等一系列线下活动。近几年还在千聊、知乎等线上平台开设了微课堂，利用多种形式传播乳腺疾病防治知识、回答乳腺疾病患者治疗中常见的问题。粉红花园不仅成立了合唱团、舞蹈队，还定期举办摄影培训，同时每年组织1~2次大型病友联谊活动，邀请北京协和医院相关科室的专家为病友答疑解惑。多年来，累计受益病友逾千人，成为带领乳腺癌患者相互鼓舞、放松身心、重建信心的美好家园，深受广大病友喜爱。

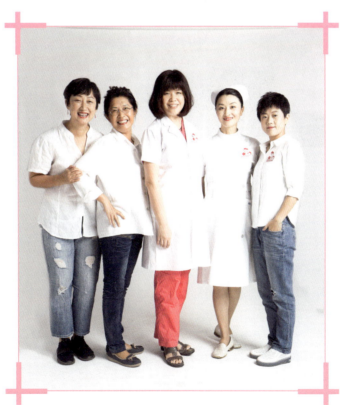

协和粉红花园主要成员（《时尚健康》杂志供图）

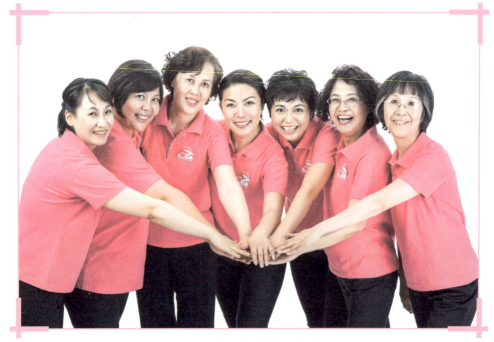

协和粉红花园志愿者携手齐心

●上海妍康沙龙。妍康沙龙是由著名肿瘤专家沈镇宙教授倡导、香港慈善家夏丽君女士资助,由上海市复旦大学附属肿瘤医院乳腺外科、上海市乳腺癌临床医学中心主办的乳腺癌症患者的康复俱乐部。妍康沙龙于2003年8月8日正式成立,沙龙的会员主要是在复旦大学附属肿瘤医院治疗的乳腺癌患者。沙龙以"关爱、支持、互助、促进康复"为宗旨,依托医院的专业实力,从专业的角度,给乳腺癌患者以支持、指导和帮助,同时建立一个医患之间、患者之间互相交流的平台,促进患者恢复健康。

●台湾地区台中开怀协会。台中市开怀协会的前身为"开怀俱乐部"，是1994年由台中市荣民总医院医护人员与社工人员协助成立的服务性组织。台中开怀协会的会员有800余人，皆为乳腺癌患者。台中开怀协会的宗旨是结合医护人员、社工人员的专业技能，与患者的经验及力量，服务乳腺癌病友，使其在心理、情绪、家庭及社会环境方面得以调适，并为社会大众提供乳腺癌检测及协助治疗服务。

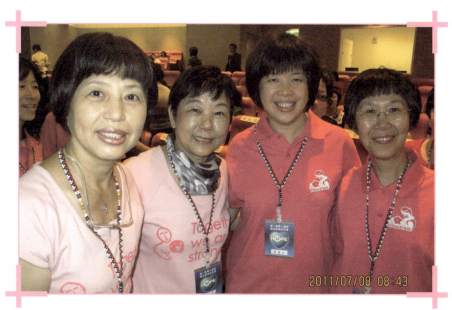

协和粉红花园志愿者与台中开怀协会的姐妹们交流

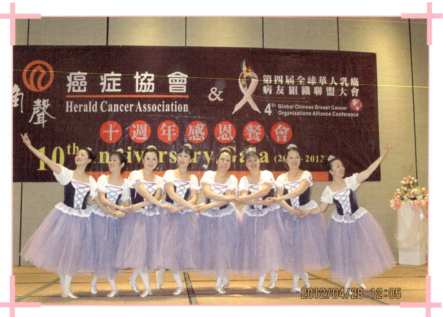

第四届全球华人乳癌病友组织联盟大会

●全球华人乳癌病友组织联盟。全球华人乳癌病友组织联盟成立于2006年11月，并于2007年11月举行了第二届大会，确定了章程与组织结构，积极开展对全球华人乳腺癌病友的服务工作。联盟宗旨为服务全球华人乳腺癌病友，倡导防治乳腺癌议题，并与世界各地医学与癌症服务团体合作，共同进行乳腺癌研究与防治工作，以"降低乳腺癌对妇女健康的威胁、乳腺癌病友得以接受最佳的照护与治疗"为最终目标。台中开怀协会是此联盟的倡导者，协和粉红花园及上海妍康沙龙都是联盟的会员。目前，此联盟已有来自世界各地的107个团体组织参加。

积极健康地拥抱生活，享受做女人

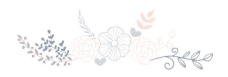

◇ 1. 根据不同时期身体状态调整饮食 ◇

在乳腺癌术后的不同时期，患者饮食方面需要注意的重点会有一些差别。

·**术后恢复期**。在这一时期，患者最需要摄取的是能够帮助切口愈合、恢复体能的食物。术后 1~2 天，身体还处于应激时期，此时应该适当给予低蛋白、易消化的食物；术后 3 天以后，身体的机能（尤其是胃肠功能）逐渐恢复正常，此时应该逐渐增加患者饮食中的蛋白质成分，比如奶类、肉蛋类、鱼类等食物，因为蛋白质的充足供应有利于减轻组织水肿、促进伤口生长和创伤修复。切口拆线后，患者应该已经恢复正常饮食。此时，对于需要化疗和放疗的患者，要尽量加强综合营养，为下一步的治疗提供储备。

·**化疗、放疗期**。化疗和放疗对身体的打击非常明显，尤其是化疗会导致食欲减退、呕吐、腹泻或便秘、乏力和疼痛，都会对患者的饮食状态造成影响，这时候应该掌握的饮食原则是"能吃什么吃什么"。此时期的饮食应该多样化、不偏食、荤素搭配，选择易消化的食物，尽量少吃油炸食物，减轻消化道的负担。水果、蔬菜中含有大量维生素，有助于提高机体免疫力，减轻化疗、放疗的副作用，应该保证摄入量充足。对于接受大剂量放疗的患者，要补足葡萄糖，可进食富含淀粉和糖分的食物，每日的食物摄入量并没有具体的要求，注意要充足且适量，选择低脂肪、高蛋白和富含维生素的食物。但是，如果摄入过量，造成肥胖的话，就适得其反了。

需要牢记的是：没有任何一种食物可以预防肿瘤或者治疗肿瘤，但是健康的饮食可以帮助身体构建强大的免疫系统，协助抗肿瘤治疗有效发挥作用。在整个治疗结束后，仍然要坚持健康饮食、均衡营养，保持合理体重。

·需要注意的是激素受体呈阳性的乳腺癌患者，因其发病机制可能与雌激素相关，所以，此类患者要注意减少进食富含雌激素的食物或营养品，不建议服用不了解成分的营养品。

◇ 2. 量力而为进行家务活动与运动 ◇

乳腺癌患者可以负重，但是患侧上肢的负重能力会有一定减弱，这并不是因为肌肉力量的减小，事实上患者可以通过锻炼使肌肉更强健。然而患侧上肢的过度或长时间负重会增加上肢水肿的概率，所以要妥善保护自己的患侧上肢，这种保护包括不要提拉对你来说过度沉重的物体，或者长时间让患侧上肢处于下垂的体位。休息时，要把患侧上肢抬高，最好位于高过心脏的位置，也不要穿过紧的衣服，这样才有利于血液和淋巴液的回流，比如在看电视或睡眠时，在患侧上肢下面垫上一个枕头。患者还应该时常自己按摩患侧上肢的肌肉，能够减少患侧上肢肿胀的可能性。

待体力恢复后，患者就可以像健康人一样正常生活，包括乘坐飞机和火车。患者可能会需要口服药物或定期复查，但是，这不会影响您重新投身工作。

在伤口尚未完全愈合的时候，剧烈的震动或外界压力的改变确实有可能影响伤口愈合，因此在伤口完全愈合前应尽量减少乘坐飞机和火车；当伤口愈合良好并拆线后，就可以正常乘坐各种交通工具了。

无论想做什么，都要记住：量力而行。

◇ 3. 找到自己的兴趣，找回健康——康复期的运动 ◇

伤口如期愈合并拆线后，我们就要考虑如何让自己的上肢功能恢复到手术前的状态。最关键的时期是在6个月之内，前3个月尤其重要。这一时期，正是胸壁和腋窝的瘢痕形成时期，此时进行运动和功能恢复锻炼可以有效避免因瘢痕形成而造成的关节活动范围受限。爬墙训练是简单而且有效的方法，一定要相信自己，通过锻炼上肢功能肯定能恢复得和从前一样。

除了手术后患侧上肢的针对性功能锻炼之外，爱运动的患者可以恢复从前的爱好吗？远足、慢跑、骑自行车这些有氧运动是可以在康复期进行的，这些运动不仅不会对我们的术后恢复产生负面影响，还有助于我们恢复体能、调整身体状态、愉悦心情。而羽毛球、乒乓球、网球、游泳等活动，过于剧烈，可能会造成患侧上肢的运动量过大，从而导致水肿的概率增加，因此要适度进行。原则上是没有哪种运动是完全禁止进行的，但是令患侧上肢运动量大的运动要适可而止。

何时开始恢复运动以及运动量的大小，并没有严格要求，这完全是因人而异的。每个人的体能和爱好不同，我们完全可以根据自己的情况制定一个适合自己的运动时间表。个性化的运动计划，可以帮助我们在找回乐趣的同时也找回健康。

◇ 4. 在充分沟通中享受性爱的美好——有关夫妻生活 ◇

性生活这个话题总是让乳腺癌患者"想要提起不容易"，有一些患者思前想后，在私下里问医生："我还能过性生活吗？"问完后还很不好意思。

我们想说的是：患乳腺癌并不等于告别性生活，能不能过性生活的唯一衡量标准就是身体觉不觉得累、负担重不重。如果自己可以承受，那医生不反对，而且从长远来看，恢复性生活对提高患者生活质量及预防复发都是有好处的，关键是要适度。所谓适度的性生活即指性行为过后自身不感到疲倦，次日也不会出现头昏脑涨、腰酸腿痛、精神不佳等症状，患者可根据自身情况自行把握。如果癌症治疗结束、病情稳定、体力逐渐恢复，患者也适应了由疾病带来的种种变化，便可以恢复正常的性生活。

和谐正常的性生活可以促进婚姻稳固，还可以增强机体免疫功能，让人乐观开朗，有益患者身心健康。但性生活又是一把双刃剑，在患者病体初愈、尚未恢复到正常水平、身感疲倦的情况下，频繁的性生活对健康不利，还可能使旧病复发。

历经了手术创伤和化疗刺激的乳腺癌患者，通常在出院后半年内体质比较虚弱，身体处于恢复期。这个时期，患者应相对减少性生活次数，特别是还在进行化疗的患者。术后 1~3 年内，也应根据自身具体情况调整性生活次数。如果患者体质较好，病情相对稳定，可以有适度轻松的性生活，但要注意行房时，不要过于激动、剧烈，更不能多欲，特别要做好避孕，尤其不建议患者在进行内分泌治疗期间怀孕。

值得提出的是，有些丈夫因为心理障碍而拒绝性生活是一个客观存在的现象。尽管有一些乳腺癌患者接受了保乳手术，但术后爱人还是不敢碰触其乳房。在这个时候，男女双方都不要有心理负担，把你的想法说出来，告诉你的爱人，告诉她或他你害怕什么，你想要什么，找一种双方都感到舒适的方式。如果你实在说不出口，那就把想说的话写下来，在一个阳光明媚的午后把写好的信交给她或他。如果你觉得伤疤很难看，实在不想让爱人看见，就找一条漂亮的丝巾把它包起来。要相信自己、相信医生，珍惜现在的时光，享受性生活带来的快乐。

我可以期待做妈妈的幸福吗
——生育问题

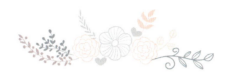

◇ 1. 在接受了化疗、放疗、靶向、内分泌等 ◇ 多种治疗后，我还有没有生育的能力了

很多处于育龄期的患者都很关心生育问题：在接受了化疗、放疗、靶向、内分泌等多种治疗后，我还有没有生育的能力了？做了各种治疗后，我生出来的宝宝会不会有畸形啊？有哪些方法可以保护自己的生育能力呢？

事实上，很多针对肿瘤的治疗确实会对生育能力造成影响，例如，化疗可以导致暂时或永久的闭经，月经的恢复因人而异，年龄越大（如接近50岁的患者），恢复的概率越低。化疗使用的不同药物对女性生育功能的影响也不同，属于烷化剂类的环磷酰胺对生育功能影响较大，所以建议患者先以乳腺癌的治疗为主，遵从主治医生制定的方案。虽然，国外有患者在乳腺癌治疗期间怀孕顺产的极个别案例，但原则上，我们是不建议患者乳腺癌治疗还未结束就怀孕的。

医学专家们做了大量的研究，把乳腺癌患者在手术后生育的孩子和健康人生育的孩子进行比较。丹麦的一项研究比较了216名乳腺癌患者和10 453名非乳腺癌患者，具体分析发现，她们的生育年龄和宝宝的早产率、出生体重及并发症等方面并没有差异。这就是说，宝宝不会因为妈妈做过乳腺癌手术和治疗而受到影响，发生畸形的概率和正常人群是没有区别的。

有一类特殊的人群,她们在怀孕期间或生育后的1年内罹患乳腺癌,我们称作妊娠哺乳期乳腺癌。那么,这种情况的患者是否需要终止妊娠、何时进行乳腺手术、何时开始全身治疗则要根据患者的年龄、怀孕的时间具体探讨。例如,怀孕后3个月期间的患者可以先进行手术,待生产后再开始全身治疗。确实,既要考虑妈妈及时得到治疗又要考虑胎儿的安全,无论对医生还是对患者及其家庭都是一项挑战,需要认真思考和抉择。

◇ 2. 生孩子会不会增加乳腺癌复发转移的风险 ◇

另一个大家比较关注的问题是:生孩子会不会增加乳腺癌复发转移的风险。

毋庸置疑,患者在乳腺癌术后怀孕的安全性是医学专家们最关注的问题。医学上常常用DFS(无病生存率)这个指标来衡量复发转移,DFS越长,表明没有复发转移的时间越长。用OS(总生存率)来衡量生存时间,OS越长,代表患者生存的时间越长。有一项国际研究对比了329名怀孕生育的乳腺癌患者和2088名未怀孕生育的乳腺癌患者,具体分析发现,怀孕不仅没有增加甚至还降低了乳腺癌患者的死亡率。那么,生育对于乳腺癌的复发转移会不会有影响呢?一项发表在权威杂志《JCO》上的大型多中心研究对比了406名术后怀孕的乳腺癌患者以及1070名情况匹配的未怀孕的乳腺癌患者,具体分析发现,无论激素受体是阳性还是阴性,怀孕组与非怀孕组的DFS没有差别,怀孕组的OS更好,怀孕的结果、时间对乳腺癌的复发转移都没有影响,研究得出的结论就是:乳腺癌治疗后怀孕是安全的。

但是也有一类特殊的人群,她们携带了BRCA1或BRCA2这两种与乳腺癌相关的基因,那么理论上她们有一半的概率将基因传给后代。有一项研究在 12 084 名 BRCA 基因突变的乳腺癌患者中，对比了 128 名怀孕的和 269 名未怀孕的，具体分析发现，怀孕组 15 年生存率是 91.5%，未怀孕组则为 88.6%，没有统计学差异，说明怀孕对 BRCA 基因突变的乳腺癌患者的生存没有不良影响。

◇ 3. 有什么方法可以保护卵巢功能 ◇

在保护生育能力方面有很多办法，最常用的方法是在化疗期间使用药物诺雷得抑制卵巢功能。卵巢是女性重要的生殖器官，卵子就是从卵巢产生的，但是卵巢的功能是受上游的垂体和下丘脑控制的，它们就好比是卵巢的"老板"。诺雷得就是作用在上游，让"老板"不再发号施令，卵巢接不到命令，自然就休眠了，不过这个休眠是暂时的，停用诺雷得后，"老板"又开始发令，卵巢就会醒来工作了。一项包含 12 个随机临床试验的分析表明，乳腺癌患者在化疗期间应用诺雷得保护卵巢，可以降低卵巢功能早衰的风险，提高怀孕的比例，对生存和预后没有不良影响。

还有一种办法就是把"种子"取出来，留着备用，包括卵母细胞冻存、受精卵冻存、卵巢组织冻存等，这也就是所谓的"留得青山在，不怕没柴烧"。但是，取卵需要促排卵等操作，取卵巢组织需要做腹腔镜手术，都会占用一段时间，因此对于乳腺癌的治疗就要延后一些。各个地区和医院所能提供的或者可以合法提供的方法有很大差异，例如，有些地方只能给不孕不育的夫妻提供取卵冻存，而未婚女性就不适用。所以，年轻的乳腺癌患者如果想"留青山"，还要在治疗前和你的医生探讨，看看哪种方法切实可行。"青山"只是备用的，治疗结束后大多数人还是可以自己恢复卵巢功能，医生也更推荐用你新产生的卵子来怀孕。

◇ 4. 乳腺癌手术后多久生宝宝好呢 ◇

虽然有文献表述在手术后 2 年或 2 年以上生育的话更有利于降低患者生存的风险，但必须根据每个人的具体情况来定。例如，对一位手术时年龄较轻、病情较重的患者，我们建议她先完成相关治疗，且内分泌治疗停药半年后再考虑生育。又如，另一位 38 岁的患者，病理是属于早期的导管内癌，生孩子的愿望十分迫切，那么是可以考虑术后先生育再做内分泌治疗的。所以只要患者和主治医生充分沟通，医生一定会给出最适合你的建议。

有些患者在患乳腺癌后顺利完成了怀孕、生产，但却担心生产后不能给宝宝哺乳。其实，亲自哺乳是可以的。只要你还拥有一侧健康的乳房，你就可以放心地哺乳。当然，前提是你已经结束了乳腺癌的相关治疗，包括内分泌治疗。如果你接受的是乳房全切术，那么使用健侧乳房可以像正常人一样哺乳。如果你接受的是保乳手术，那么因为患侧乳房接受过放疗，怀孕期间患侧乳房的增大没有健侧乳房那么明显，而且患侧乳房可能也会产生乳汁，只是乳汁量比较少，很可能哺乳几周就没有了。一般情况下，健侧乳房会产生足够的乳汁来哺育你的宝宝，而且这些乳汁中不会含有对宝宝有害的成分。

美国印象派女画家 Mary Cassatt 创作的很多亲子画中，母亲对孩子的爱溢于言表，然而，女画家本人却终身未婚未育。所以，很多时候，女人人生的圆满并不一定要通过生育来达到，而乳腺癌也一定不是你生育的障碍。

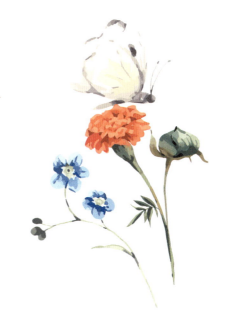

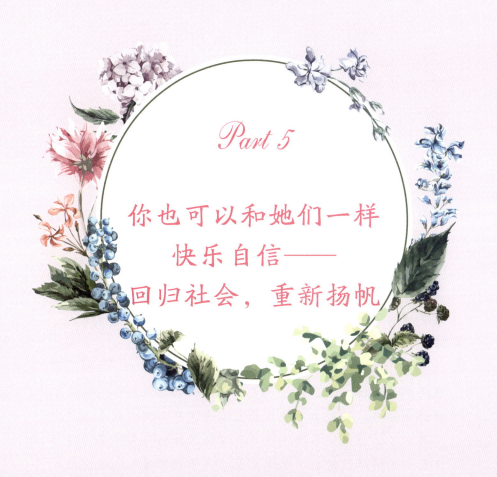

Part 5

你也可以和她们一样
快乐自信——
回归社会,重新扬帆

为什么是我？生命的警示

本文作者：罗艳青
花园花名：平安相随
基本情况：术后 4 年；
　　　　　现为粉红花园志愿者。

　　生命是宝贵的更是短暂的，每个人的生命只有一次，然而生命中又有许多无奈，比如理想、工作、爱情、家庭以及病痛。每个人都在不断接受生命的挑战与考验。

　　2014 年 6 月，在备孕二胎的体检中，我无意间发现了左乳内有无痛的花生米大小的肿块，当时做了彩超及钼靶检查，检查报告结果是 4 级。但是我的第一个医生没有加以重视，他认为是乳腺增生。而我也没有太在意，选择了服用中草药治疗，后来发现没有丝毫改善。我的中医医生告诉我老公，一定要重视，如果服用中药 1 周没效果就不用再服了，并建议尽快去协和医院找乳腺科专家看看。这位老中医的话让老公很着急，也让我感到很害怕。我突然意识到这个肿块可能不是良性的，它不活动、无痛，却导致乳房发胀，还有检查报告片子里呈现的细小簇状钙化，每一样都跟乳腺癌的症状相似。

　　之后，老公每天很早就起床去协和医院挂号，可是 1 周都没有挂上。在等待的这段时间里，恐惧遍布了我的每个毛孔，食无味、寝难眠，总是莫名地想哭。在"好大夫在线"网站咨询协和医院医生，他建议我进行手术。后来，终于挂上了协和医院乳腺外科的门诊号，并经过检查预估很可能是乳腺癌，而且肿块增长较快。如果不耽搁这2个月也许肿块不会增长太大，也就不用经历化疗的痛苦。但好心的医生还是安慰我：也许不是呢，只有经过病理学检查才能最终确定，就算是也应该属于早期。于是，我被安排住院、手术，小手术后的冰冻病理报告确定是恶性的肿物，虽然我早有心理准备，但是当我躺在冰冷的手术室里时还是流下了眼泪。

2014年8月18日是我永远难忘的日子，38年从未动过手术的我在那个晚上经历了人间炼狱般的痛苦，撕心裂肺的疼痛每分每秒都侵蚀着我的身心，那一晚我度秒如年，我甚至想过如果手边有安眠药我就可以永远睡去。

"一切都会过去的"，这是好友安慰我的话。现在回想，连打针都害怕的我当时真是了不起，居然挺过来了，手术后要面对的就是心理上的痛苦、失落、惆怅。几天后，要拆线了，当时那种心情真的无以言表，仿佛全世界只剩我一个人的那种孤独和失落。我闭上眼睛发誓：永远不去看那个伤口，也不会让任何人看，当然我的主治医生除外。在医生一再要求下，我才偷偷瞄了一眼左胸，失落感顿时烟消云散。当时的第一个念头就是让老公看，我还是完整的，除了有一道小刀口之外，一切都那么完美，少了那个可恶的肿瘤，我更完美了。感谢我的主治医生，如果不是因为他是位男士，我一定会抱住他给他一个热烈的吻。"没有悲伤，快乐这个词就失去了意义。"这是瑞士心理学家荣格说的。我终于体会到了这句话的含义。

回家休养期间，除了左胳膊有点运动困难之外，我的状态特别好，别人都不觉得我是一个刚刚做过手术的癌症患者。这样的好心情并没有持续几天，我拿到了石蜡病理报告，报告结果表明需要进行8次化疗，我知道自己又要开始经历炼狱般的考验了。

准备化疗时，医生将一根40厘米长的软管从我的胳膊贯穿到胸部就已经把我吓得失魂；满头秀发如秋风扫落叶般所剩无几更让我尴尬不已。化疗药物的副作用不仅让我的身体像馒头一样浮肿，还带来折磨人的翻江倒海般的呕吐，直到我吐完最后一滴胆汁，还是要干呕，甚至看到熟悉的大夫、护士，我都会呕吐。后来，红色的东西不能看见、光头的人不能看见、穿白大褂的人不能看见，饭菜味闻不得，只能一个人蜷缩在床上不吃、不喝、不听、不看、不闻。化疗的第二周开始一天喝4顿"五红汤"，多吃牛骨髓、虫草和各种水果，只为了让白细胞恢复到正常水平，以便下次正常化疗，整个过程简直就是生不如死。

每一次化疗结束，我都会问医生能不能减少几次，医生严肃地告诉我，一次都不能少。老公也鼓励我要永不言弃。每次化疗时我都会哭天抢地地说要放弃，而到下一次化疗时却又急着去医院，生怕耽误一天。有人说，经历过化疗的人都是战士，那我就是一个坚持到胜利的"熊兵"。虽然那段时间的狼狈和痛苦是无以言表的，但为了爱我的老公，为了亲爱的女儿，为了年老的父母，为了记挂我的亲人和朋友，也为了不辜负医生辛苦的付出，我还是坚持下来了。结束化疗时正好是2015年春节，经过一个漫长的冬季，终于等来了蓝天白云，等来了春暖花开，在一个万物复苏的季节里我重生了。如今的我可以在泪眼婆娑中恬然微笑，生活中还有什么不可以面对的？

经历了生命的考验，我一直在反思一个问题：我为什么会得乳腺癌？

1. 我的家族里没有人患乳腺癌，所以不太可能是遗传。

2. 我不抽烟、不喝酒，饮食均衡，生活规律，但是我有一个上学时养成的坏习惯：十几年不吃早餐。

3. 曾经在工作上争强好胜，来自家庭琐事的压力，还有一些不公平的经历使我经常愤怒、委屈，怨恨的情绪始终得不到宣泄。

4. 压抑（所有的不快乐都自己承受，不愿意打扰别人），要求自己做一个好女儿、好妻子、好母亲，但各方面都好的女人要付出一定的代价。

5. 不爱运动，虽然不算肥胖但跟以前的自己相比还是胖了不少。

6. 我认为导致自己罹患癌症的重要原因之一：十几年

一直使用激素类药膏来治疗皮肤过敏。

7. 最重要的是我自己潜意识里想要生病，目的是报复父母（父母重男轻女的思想十分严重，有人说孩子生病是对父母最大的报复）。

8. 长期处于恐惧、不安的状态，睡觉时要一直亮着电灯（因为老公经常出差，家里只有我和孩子）。

9. 有过几次流产，包括自然流产。

以上是我认为的一些不好的诱因，也是我生活中存在的不良现象。就像荣格所说的"你没有觉察的事情，就会成为你的命运。"

希望我写的内容能让更多的姐妹觉醒，善待自己，在纷繁的尘世中泰然处之、随遇而安、从容淡泊。

如今，过去的一切都已成为过往，我是一个全新的我。虽然每次复查时我都提心吊胆，但目前为止身体状况一切正常。术后我没有服用中药，只持续吃了一年虫草。因为我觉得既然选择了自己的主治医生，那么就相信他，遵照他的医嘱，按时服药、按时复查，均衡营养、调整心态。现在，我每天给家人做营养美味的食物，料理家务，陪孩子学习之余养花、种菜、读书、画画、听音乐，和家人一起旅游，日子过得快乐且充实，这是我想要的生活。就像一位病友姐妹所说的："照顾好自己就是全家人的幸福，肩上扛着年迈的爹妈，头上顶着年幼的娃，万一不幸打个滑，你能

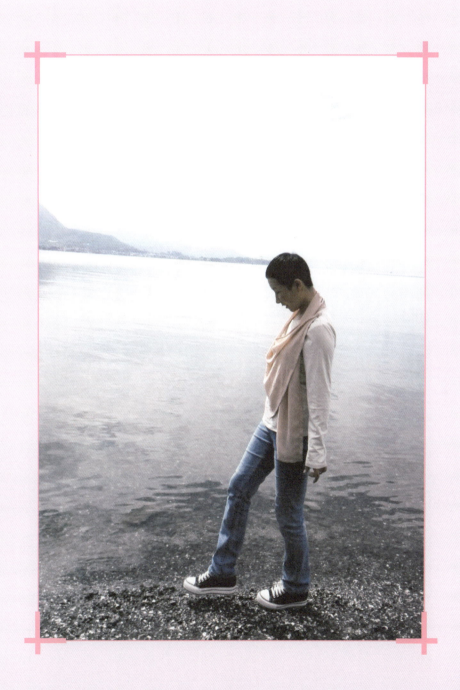

给家里留点啥？你只是单位的一根草，却是家里的一片天。"

也许我的前半辈子是属于别人的，活在别人的认可里；那么我的后半辈子就要还给我自己，去追随我内心的声音。当然，岁月静好、现世安稳的日子是因为有亲爱的老公做坚强的后盾。

人生沉浮是一种历练，岁月沧桑是一种积累。悲过才知道喜的可贵，哭过才知道笑的芬芳。苦难是一把双刃剑，带给我们伤痛的同时，也让我们瞬间成长。感谢上天对我的眷顾，感谢上天给我的生命警告，让我懂得生命的意义、生命的可贵；让我开始爱惜自己的身体，珍惜自己的生命；让我明白在短暂的人生里，除了生死一切都是小事。我相信，心中有爱处处生暖，有爱，生命就会有奇迹！

粉红花园帮我走出恐惧、彷徨、绝望

本文作者：冬青

花园花名：Lily

基本情况：术后2年；

现为粉红花园志愿者。

拿到病理报告的那一刻，我懵了。癌，怎么可能？那是我吗？我的生命已经进入倒计时了？

结婚之前，我就知道自己的乳房里有一个小疙瘩，但一直没把它当回事。转眼到了2015年，这一年事情特别多，每天我都感觉时间不够用，只能压缩睡觉的时间，晚睡早起，一天最多睡5个小时。就这样忙碌地过了一年，2016年春节前夕，我忽然发觉乳房里的疙瘩似乎变大了，平躺的时候还有轻微的疼的感觉，随口和爱人说了一句，他马上说去医院看看吧，于是我们来到了协和医院。

医生看了我的彩超和钼靶检查结果，然后用手指按了按那个疙瘩，又按了按腋下。说也奇怪，此时我心里很平静，并没有预期的尴尬，尤其是和医生安静又温和的眼神对视的时候，感觉很温暖。后来我回想那时的感觉，也许当我们和"天使"相遇时应该就是这样的吧。医生说必须做穿刺检查，于是我赶在春节前做了穿刺检查，病理学检查报告则要在15天之后才能拿到。

虽然心里有些忐忑，可是我总觉得不会是最坏的可能，因为家里几辈人都没有患癌症的，自己应该也不会得这种病的。等待了15天后，我和爱人一起来到协和医院取病理学检查报告。我接过报告，一眼就看见那个字——"癌"。癌，怎么可能？怎么可能？当时我脑袋"嗡"的一下，几乎站不住，完全不能相信这是真的，于是连续问了医生几遍："这是我的吗？是我的吗？不会弄错了吧？"医生说："应该不会！"我爱人也问医生："严重吗？"医生说："挺严重的，要赶紧看主治医生。"

我跟跟跄跄地离开病案室，失魂落魄地来找主治医生周医生。周医生看了我的病理学检查报告后，应该说了接下来怎么治疗。可是，当时我的大脑一片空白，什么都没有听见，只有眼泪完全控制不住地哗哗流。当时我只问了一句话："医生，我还有多少时间？"周医生好像说："还没有到说这个的时候。"接下来的几天里，我除了流眼泪之外不知道还可以做些什么，整天都在想：这怎么可能？这不可能是真的！一定是弄错了！几个知道我情况的朋友也都安慰我说，可能是弄错了、误诊了，建议我再去其他医院看看。只有我爱人还比较冷静，忙前忙后地为我办理了各项住院检查手续，但他也禁不住亲友的劝说，又找其他医院的医生咨询了一下。其他医院的医生都说，协和医院是比较权威、比较严谨的医院，如果病理诊断结果是癌症，那就应该确定了，一般不会出现误诊的情况，因为病理学检查报告都是至少经过两个医生检验的。

尽管接受不了这残酷的事实，我还是在爱人的强烈要求下按部就班地开始了治疗和检查。说我每天以泪洗面绝不是夸张，"怎么会是我？为什么会是我？我要死了吗？我该怎么办呢？……"我每天都会想这些问题，而且感到迷茫、困惑又绝望！这时候我爱人得知协和医院有一个"粉红花园"组织，还有心理咨询平台"纳时花开"。于是在他的建议下，我加入了"粉红花园"，并和"纳时花开"的老师联系，加入了微信群。通过"粉红花园""纳时花开"的老师、志愿者，还有微信群里病友姐妹的分享、交流，我逐渐了解了乳腺癌的相关知识，以及患者应该怎样面对、应该怎样配合医生的治疗等。慢慢地，我的心情平静下来了，除了每天在微信群里和大家一起分享或咨询一些问题之外，我也开始阅读一些关于乳腺、乳腺癌的文章，了解得越多，我越发觉自己的无知。其实，如果我能够早些重视身体的细微变化，可能就不会发展成癌症，而且也不会如此慌张，如此恐惧、彷徨和绝望。

我反思了一下自己患病的原因：

1. 连续一年时间每天熬夜，造成严重的身体透支。

2. 心理压力太大，总希望自己可以做得好一点、再好一点，对自己的期望值太高，心态不好导致心情不好。

3. 没有做到每年体检，而且不重视体检的结果。

4. 存在侥幸心理，总觉得癌症不会发生在自己身上。

5. 对乳腺健康方面的知识了解太少，可以说是无知。

我为什么病了？为什么还是癌症？答案很明显：没有照顾好自己的身体，没有好好爱护自己，更重要的是无知，怎么能不得癌症呢？有因才有果！

姐妹们，如果现在您是健康的，请记住，一定要每年体检，并且要重视体检报告，及时就医，而且，不要有不好意思让男医生看乳腺病的心理障碍，"天使"是不分性别的。同时，我们还要每天摸一摸自己的乳房，检查是否出现异常的肿物。如果您刚刚拿到病理学检查报告，请不要慌乱，更不要绝望，应尽快按照医生的要求开始治疗，并加入相应的乳腺癌康复组织接受相关心理咨询和志愿者的帮助。如果您已经开始治疗，那么请您按部就班地积极进行治疗，并继续接受相关心理咨询和志愿者的帮助。无论您的病情程度如何、处在哪个阶段，请记住：淡定、平静，保持理智，同时要保持良好的心情和心态，只有这样才能让我们战胜疾病，重新开始新的生活。

姐妹们，生活还在继续，这世上最在乎我们生死的除了亲人就是医生了！在专业的医院里，不但有优秀的医生，有温暖的"粉红花园"组织、亲切的"纳时花开"老师，还有众多志愿者的帮助与陪伴，让我们不再觉得孤独、惊慌和绝望。姐妹们，相信医生、相信自己，我们一定可以走出乳腺癌的阴影，重新站在阳光下，大口呼吸新鲜的空气，大声高唱胜利的凯歌！

炼狱后重生

本文作者：赵锦华
花园花名：静心依然
基本情况：术后3年；
 现为粉红花园志愿者。

2015年6月15日，我的乳腺癌手术成功完成，这一天永远铭刻在我心里，是我新生的开始。之后的11个月，我经历了堪称炼狱般的折磨，同时也收获了很多的感动。

晴天霹雳

因为一直有乳腺增生，所以每年单位组织体检我都要重点检查一下乳腺。2015年体检进行乳腺超声检查时，医生说："你右乳侧外上限9~10点处有低回声结节，有钙化点、血流，需要做钼靶进一步检查下。"当我从检查床上起身，只感觉两腿发软，接过超声检查报告单的手有些抖。

乳腺钼靶检查需要等月经结束后1周再做。等待的这几天我可以说度日如年，什么事都做不下去，心里发慌，只想上网查找关于乳腺疾病的资料，或者哪家医院条件好、哪位乳腺外科医生水平高。

终于等到可以做钼靶检查了，但检查出来的结果只是乳腺增生。乳腺外科主任看了我的检查结果说："什么事也没有,更不用做手术,可以回去了。"我心里的雾霾一下子散去了,脚步也轻松了,做什么事都充满干劲。

选择重生

虽然这次钼靶检查结果只是乳腺增生,但一位当医生的同学建议我再去北京的大医院检查一下,没事就可彻底放心了。于是,我来到北京协和医院做相关检查。

当协和医院乳腺外科的孙强主任把我的病历本递给助手并说:"办理住院,准备手术。"我的心又一下子掉进了冰窖。虽然医生没说是恶性的肿瘤,但我还是感到了恐惧,无以复加的恐惧。死亡似乎在逼近,眼泪止不住地流。爱人在一旁劝我:"你这小病不算什么,小手术做完就没事了。这是大医院又是专家,你尽可放心。"

虽然协和医院的患者多、挂号难、要求严格,但我看到这里的医生、护士及其他工作人员都在有条不紊地忙碌着,各个环节都有清晰的指引,这使我更相信把自己的生命托付给这里是正确的选择。

不禁想起一首歌中的几句歌词:"愿好人平安,声声祈福病魔走开,纯净的无影灯下,香飘洁白的手术台,我把生命托给你,你把希望送过来,认识你我才明白有一种温馨叫博爱。"

完成第一次手术后,我在等待室看到有的姐妹在活检结果出来后被告知是良性的肿瘤,可以出院了,她们脸上那兴奋的表情，真让人羡慕。我抱着一线希望，祈祷自己的活检结果出来后也可以出院。当医生对我说："你是乳腺癌，需要二次手术。"我最后一线希望破灭了，木然地跟着医生走进了手术室。当我再次躺在手术台上，麻醉师再次谨慎地向我询问身高、体重，准备进行全麻手术时，我再也不能听到医生们说话，再也不能感受手术刀的活动了，真的是"我把生命托给你"。

我做的是右乳乳腺肿物切除活检和右乳癌保乳改良根治术。手术前，对于是实施保乳手术还是全切手术，我进行了几个回合的思想斗争，导致医生很晚了还得修改报告。真心感谢医生们耐心的态度、孜孜不倦的精神，以及辛苦的付出。经常看到医生第一天做完手术已经下午六点了，晚上连续上夜班，第二天白天还正常上班。协和医院乳腺外科的医护人员，你们辛苦了！是你们给了我第二次生命。感谢粉红花园的志愿者姐妹，在手术后到病房探望我，向我讲述她们的经历，鼓励我正确面对疾病，提醒我在以后恢复期需要注意的问题。

感恩亲情

手术前，妹妹和两个弟弟都来北京陪我，他们虽然紧张、难过，在我面前却要表现出轻松的样子，尤其是手术当天在家属等待室他们4~5个小时眼睛不停地盯着显示屏的情况，比我更难熬。妹妹说，当显示屏出现我又一次进手术室的信息时，我爱人眼神直愣愣的，人仿佛傻了似的。由于手术后需要在身体上佩戴加压包和引流管，导致我行动不便、呼吸困难，不能随便翻身，全身都很难受。白天，病房里有人说话，感觉还不明显；晚上，病房里安静下来，我却难受得睡不着觉。爱人不停地给我按摩，一会儿扶我坐起来，一会儿又扶我躺下。上大学的女儿听说我住院后连夜坐火车从沈阳赶来照顾我，在我住院期间留下的唯一一张照片是爱人拍的女儿给我喂饭时的照片。癌症是无情的，亲情却是无限的。

病是一人的，痛苦是全家的。我到北京做手术的事，没敢告诉父母。到端午节时，我发现隐瞒不住了，拆了加压包就赶紧上路回家。担心我不能舟车劳顿，妹妹和弟弟们开车来北京接我出院，他们从未开车走过这么远的路，为了安全起见，出发前几天就开始做准备：看路线、检修保养汽车。妹妹怕我长时间坐车不舒服，在座椅上铺了毯子，又带了被子。我回到家，看到一屋子的人，父母、叔叔一家、姑姑一家，连90岁的爷爷也来看望我了，暖暖的亲情瞬间缓解了我这段时间的紧张与痛苦。病魔不可怕，因为有家人的陪伴和无微不至的关心与照顾，风雨过后就是彩虹。

难熬的化疗、放疗

跨过死亡的幽谷，我第一次如此真实地体会到健康的可贵。人生最重要的是生命和家庭，其他如工作、金钱、地位都没有我们想象中那么重要。离开谁单位都会正常运转下去，但家庭不能。一个人失去健康，全家人跟着痛苦。

如果更不幸死亡，年迈的父母和年幼的孩子该如何应对生活？

拆线后，我认为治疗胜利结束了，没想到美好的感觉稍纵即逝。我的石蜡病理报告结果是淋巴结转移性癌Ⅱ期，需要化疗和放疗。恶心、呕吐、腹泻症状伴随着化疗发生了。那些适合化疗期间吃的食物，如牛尾、猪脊骨、鸽子、大枣等我都吃不下，只能进食少量的流食。反应严重的时候，喝口水都会马上吐出去，有时刚从卫生间出来还没躺下又要去。然后又开始发烧、口腔溃疡。医生说必须控制住口腔溃疡，否则容易引起更坏的后果，让我含服"康复新液"，效果比较好。我一度发烧到39摄氏度，伴随着头疼，夏天盖厚棉被我还是觉得冷。一开始服用"扑热息痛"后我出了一身汗，体温降下来了，可是4个小时后又升了上来，后来再吃这类药就不见效果了。家人只好用冷敷、酒精擦拭四肢等方法帮我进行物理降温，那一夜他们忙了一宿都没睡觉。随着化疗的持续，我开始感到膝盖疼，手指脚趾麻木、肿胀这些化疗的副作用一样都没错过。现在回忆起来还心有余悸。我本不想回忆，但爱人说："还是写出来好，给需要的姐妹了解。"

化疗结束后开始进行放疗，我才慢慢感觉整个人的精神状态变好了。随着身体不适的消失和精神状态的恢复，也日渐增加了我对抗癌症的勇气和对于康复的信心。

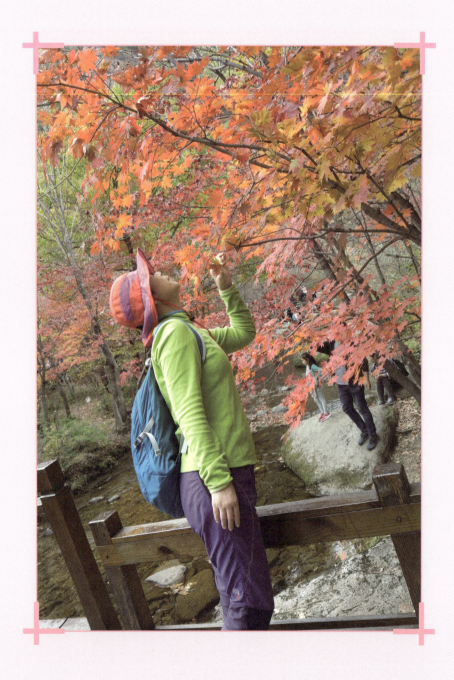

重生之路

让癌症变成自己人生的一个新起点，从零开始，重获新生。12月21日，我进行最后一次放疗。至此，我的治疗全部结束了。190天炼狱般的生活让我仿佛走过一条长长的隧道，终于重新来到蓝天白云下。整个世界都是新鲜的、芳香的，天空是那么晴朗，冬天温暖的阳光晒在身上，我看着马路上穿梭的车辆、人流，忍不住轻叹："活着真好啊！"

重生的喜悦让我心里充满了感恩，感恩天地、感恩世界、感恩亲人、感恩同事和朋友，更感恩给我第二次生命的白衣天使以及粉红花园的姐妹们！

自我反思

在被确诊为癌症后，大多数人会不断地反问自己："我到底做错了什么？为什么是我？"我也不例外。我平时与人为善，从没有做过对不起别人的事，上天怎么对我这么不公平！易患癌症人群的几种情况，我都不具备：一是我的家族没有癌症史，家中老人都算长寿；二是我25岁生育，不早不晚；三是我平时经常旅游、进行户外运动；四是我在饮食方面很注意，少油少盐，很少吃烧烤、油炸类等不健康食物；五是我的工作不累，孩子在上大学也不用我操心，生活比较安逸。但是，癌症偏偏光顾我了。

后来我开始反思自己。癌症是日积月累形成的，我现在的工作、生活是轻松的，但以前我承受了多年的压力，身体的病与心情有很大关系。我做事要求完美，工作上更是严格要求自己，不甘于落在其他部门、其他同事后面，在心里和行动上给自己加码，常要求自己负责的部门加班加点，同事们没少跟着我受累。我性格比较内向，爱面子，容易生气、伤心、痛苦，有压力时不愿意向别人表达，觉得那样丢人，都是自己默默承受，无形的压力慢慢累积在身体里面。患乳腺癌的前2年我总是感觉没有精神，莫名的疲惫，有些力不从心，每天一到中午就困得不行，却又睡不着。但这些信号没能引起我的重视，日积月累导致大病爆发。

反思之后，我不再质问："为什么是我？"而是反问："为什么不是我？"在疾病与死亡面前人人平等。与其说突如其来的乳腺癌让我跌入低谷，倒不如说乳腺癌给我敲响了警钟，要求我改变自己的状态，更珍惜现在的一切。粉红花园的姐妹们对我说："这癌细胞在乳腺爆发了也是'好事'，总比长在其他器官好得多，我们是幸运的。"

坚守心中的梦想

本文作者：轻风彩燕

花园花名：轻风彩燕

基本情况：术后 3 年；

现为粉红花园志愿者。

    我是一名膀胱癌和乳腺癌患者。2014 年 1 月，我被诊断为膀胱癌，2015 年 7 月，我又被确诊为乳腺癌，并做了左侧乳房全切加腋窝淋巴结清扫的手术。连续 2 年被确诊两种癌症，对于刚刚开始享受退休生活的我，是非常大的打击。

    回想自己走过的两年多的抗癌路程，是什么力量支撑着我在抗癌路上微笑前行呢？我想那是梦想的力量和粉红花园的力量。

    退休后，当我享受着旅行带给我的感动与快乐时，我被确诊为膀胱癌，那时我的情绪还比较稳定、比较乐观，我给外地的"驴友"（旅行爱好者）发邮件写道："为了实现心中的梦想，我要和时间赛跑，与生命抗争。"在膀胱癌术后的膀胱灌注化疗期间，我依旧坚持着梦想，行走在祖国大地。术后第二次外出就与家人一起自驾到了宁夏，那时我战胜癌症的信心和勇气都很高。但是，患膀胱癌的第二年又被确诊为乳腺癌，这对我的打击就非常大了。我怎么也没想到，命运和我开了这么大的一个玩笑，让我在刚刚退休2年的时间里连续患上两种癌症。

基于之前患膀胱癌的经验，在确诊为乳腺癌后我立即住院做了手术。

在手术后回家休息、等待拆线的那些日子里，我没有让亲朋好友来家里探望，因为我当时的心情非常不好，我想让自己先静下来，慢慢抚慰、疗愈心灵的伤痛。那几天，我经常一整天都躺在床上，眼睛看着天花板，有时默默地流泪。但是，我每哭一次就鼓励自己一次，经常自己与自己对话，告诉自己要学会面对与接受，坚强起来，坦然面对磨难。我也经常自己在家里唱歌，唱《隐形的翅膀》，每次唱都在自己内心积蓄一次力量。

在这期间，我看了一部讲述乳腺癌患者的生活及心理变化的电视剧，名字叫《活着，真好》。我用了几天时间就把48集全部看完了，这部电视剧对我心态的转变起了很大的作用。

人在患病期间可以通过学习与思考去战胜内心的痛苦。随着时间的推移，我的心情也慢慢平复了。虽然我患了癌症，身体状况不如以前了，不能继续实现走遍祖国的梦想，那我就更要积极治疗、锻炼身体，让身体尽快恢复健康和强壮起来。只有身体恢复健康了，我才能够去实现心中的梦想，继续行走在路上。要想让自己的身体尽快恢复，绝不能仅依靠其他人的帮助和给予，关键在于我有没有再一次战胜自己的勇气和力量。记得那天，我在日记中写道：在人生的路上，谁都会遇到坎坷与荆棘。面对困难，我要始终坚守，坚守心中的梦想；面对癌症，我依然微笑，微笑中永远行走在路上。

于是，梦想的力量支撑我继续在抗癌路上微笑前行。

对于曾经做过三次手术的我来说，乳腺癌手术并没有让我产生心理恐惧感，因为全麻手术对于病人来说，手术过程并无痛苦，真正的痛苦在于面对乳腺癌术后出现的各种情况。

乳腺癌手术之后有一段时间，我总觉得自己特别委屈，也不愿意和别人交流，还有许多关于康复和治疗的问题不知道该怎么办。同时，身体又不断出现新的健康状况，心情不免有些烦躁不安，有时感觉非常无助。就在我不知所措的时候，我遇到了小菲姐，有幸参加了协和医院"2015粉红花园冬之旅活动"。这次活动一直令我回味无穷，我没有想到有100多位患乳腺癌的姐妹参加，更没想到有这么多的姐妹都患有这种病。她们当中有的人已经发生癌细胞转移了，但依旧乐观、快乐。我从她们微笑的面庞和热情的话语中感受到了她们内心的坚强。

那一刻，我的心情豁然开朗，心中充满了激情、快乐和自信。她们是我的榜样，我要向她们学习，我也要参加粉红花园。

在护士石纳和志愿者小菲姐的指导下，我加入了粉红花园。虽然和大家素不相识，但是，每当我遇到问题与困惑并在微信群中提出来时，都会有志愿者或其他病友及时、主动、热心地解答我的问题与困惑，帮助我理清思路，解决问题。每当志愿者和姐妹们看到我因身体出现状况而着急时，她们都会帮助我、安慰我、鼓励我，并告诉我说："在康复的路上你不孤独，有我们呢！"大家的热情、善良、友爱深深感染着我。有时看到她们给我的回复，我感动得泪流满面，同时感受到粉红花园的温暖。花园中的姐妹们不是亲人胜似亲人，她们给我信心、给我快乐、给我力量。正如小菲姐所说："亲爱的小妹，我建议你加入粉红花园，大家相互抱团取暖、相互鼓励，会给你力量的！"

虽然，罹患乳腺癌是一件不幸的事，但是我要感谢乳腺癌让我有机会加入了粉红花园，认识了这么多的姐妹，感受到了身在花园中的温暖、快乐与幸福。正是粉红花园中的姐妹们胸前同样的伤疤把大家紧紧地连在一起，大家用爱心传递爱心，用爱心传递信心，用爱心传递力量！

有一种爱心叫作陪伴，有一种陪伴叫作给你力量，有一种力量叫作坚持。我非常感谢协和医院乳腺外科的医护人员，用爱心建立起这样一座温暖、幸福的花园；非常感谢粉红花园的志愿者和姐妹们，给我鼓励、给我力量，让我在抗癌的路上并不感到孤单。

在完成乳腺癌手术后，为了继续实现心中的梦想，我积极地进行康复治疗，乐观地面对手术给身体带来的不便，还参加了粉红花园第二期摄影班。尽管在康复期间我因身体虚弱摔倒了两次，其中一次造成肋骨骨裂、浑身起皮疹持续近2个月，同时伴有患侧淋巴水肿、患带状疱疹等问题，但在梦想的力量和粉红花园力量的支撑下，在我的家人、亲朋好友以及我的学生们的鼓励下，我一次次克服困难，坚强前行。因为我深信：我每坚持一步，就离我的梦想又近了一步，每跨出一步都能证明自己的坚毅。

在罹患乳腺癌10个月后，我终于实现了梦想，再次登上旅游列车，游走在江南六大古镇，感受着中国水乡的美景。

人活着就该微笑，走着就该坚强。尽管我的身体不完美，但我依然要完美地生活，把每一天活出精彩，让生命绽放。坚持梦想，在抗癌路上微笑前行。

哺育，我们换个方式

本文作者：桃子

花园花名：桃子

基本情况：术后2年；

现为粉红花园志愿者。

朋友们叫我桃子，后来又改叫桃子姐姐，说因为我家里、家外总揽全局，大气能干。费了很多周折，我终于在32岁时怀上了宝宝，其中的过程和心酸就不说了，结果令人满意就是圆满。

深知母乳可贵，所以前4天一直不见开奶的我非常着急，热敷、按摩、喝汤，请专业人员上门开奶……各种方法全用上了。老天不负有心人，奶来了！看着怀里的宝宝满足地吃奶，我感到无比幸福。我一喝肉汤乳汁就明显增多，但是也容易堵住乳腺。乳腺发炎是好多新手妈妈都经历过的事情。哺乳几次后，我感到乳腺微微疼痛并且肿胀，我一直认为是"堵奶"了，于是，进行按摩热敷，依次循环……直到宝宝10个多月大时，我发现疼痛有些加剧，而且摸到了一粒黄豆大小的硬物。

当时的我还很无知，以为只是奶块，没有及时去医院检查，过了1个多月，才抽空去了趟妇产医院乳腺外科。当即被医生留下，做彩超、钼靶等各种检查。检查结果不好，医生说需要做手术。逃跑，是我的第一反应。后来，愚昧的我去了大大小小好几家医院证实自己是否患了乳腺癌，其中包括朋友圈中盛传的"华北第一刀"——天津肿瘤医院。为什么去？因为不敢相信自己患了乳腺癌；而且即使是，也想问清楚能不能保乳治疗。各个医院的检查结果残酷地打击了我，没有医生委婉地诉说病情，他们大都直接告诉我实情，不能保乳。听到此言，我落荒而逃，回到北京。无比幸运的是，此时我挂到了协和医院周易冬医生的门诊号，首诊、等消息、住院……此时，距离初次发现病情已经过了1个多月。这期间，我一次次被打击，眼泪成了常伴。

即将进行手术前，医生发现我的病情又进一步发展了——腋窝淋巴肿大。周大夫说争取给我做前哨淋巴结活检，我非常感激他的果断决定及精湛医术。2016年3月15日，我进行了乳腺癌改良根治术，非常成功，一切顺利。

我自己总结经验，虽然在哺乳期发现患乳腺癌的人不在少数，而且病情凶险，但是如果能及早治疗，效果是很好的，不需要患者做太多准备。患者对未知的病情也不用过于想了解透彻，那只能徒增自己的烦恼。因为按照医生的话说："我学习了8年仍旧有搞不清楚的情况出现。"患者尽量配合医生就是对自己最好的主动。化疗期间虽然很辛苦，但是患者应坚持每天到户外走动，晒太阳、看花草，呼吸新鲜的空气。

爱自己，你就会变得非常强大，用自信、自爱的态度影响周围的每一个人。爱自己的不完美，爱生活的波澜，那你就是世界上最美丽的人。今后的路还很长，我愿意这样坚持着、警醒着，快乐地过好每一天。

理性面对生命中的挫折

本文作者：汪学文
花园花名：咚咚呛的半枝莲
基本情况：术后4年；
  现为粉红花园志愿者。

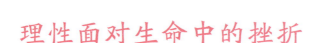

　　患上乳腺癌的很大原因在于我掉以轻心，2年内没有进行乳腺检查。没想到一去检查，彩超结果就显示有簇状结节，医生当时就建议我进行手术，不过还要等钼靶检查结果进一步确定。

　　钼靶检查结果显示处于良性肿瘤与恶性肿瘤的边缘，不排除是恶性肿瘤的可能。医生说必须手术，但可以尽量保乳。我这才意识到结果比自己想象的要严重，心里却感觉踏实了下来。我惧怕未知，只要知道了结果，即便是最坏的结果，那么我便不再恐慌。

　　虽然我没看到手术前的彩超检查结果，但负责彩超检查的医生之间的对话我听懂了。"大的，直接分5"我知道，是指其中一个肿瘤属于BI-RADS分级的5级，说明恶性病变的可能性很高。

　　术前谈话时，医生向我介绍第二天的手术方案：先取病灶，等20分钟的冰冻病理结果出来，如果是良性肿瘤，那么可以直接回家；如果是恶性肿瘤，需要二次手术，保乳需要清扫腋窝淋巴结或者乳房全部切除。考虑到保乳的复发率高，还要放疗，我决定如果是恶性肿瘤，全切处理。医生很人性化地说，二次手术前，如果我反悔要保乳也可以。但，我决定了就不会反悔的。

局部麻醉，取出肿瘤，从上手术台到下手术台，不超过20分钟，之后就让我回到手术等候室等待冰冻病理结果。等候期间，好几个姐妹盼到了医生出具的良性结果报告，纷纷喜极而泣。过了1个小时，还没有医生来通知我，我知道我的乳房保不住了。我走到手术室前，向里面张望，医生一出来，我没等她说话就抢先问，我只想知道冰冻病理结果是良性还是恶性。医生核对了姓名后说，你走不了了，等着二次手术。

手术后第一夜，让人难熬的并不是伤口的疼痛，而是不能动，躺得腰痛也不能动。

我的手术在伤口愈合和神经剥离这两方面是相当成功的，手术后1个月，伤口没有疼过，也没有出现过异常。没想到的是我在出院后却感冒了，并且被纱布裹着的皮肤过敏、起疹子。我的主治医生很负责，打电话询问我的状况。幸好1周过后，感冒痊愈了，过敏也在拆线后消退了。

拆线那天，主治医生告诉我的好消息是我的病情发现得早，而且属于激素依赖性癌，只需要在5年期间服用内分泌药治疗；坏消息是我的HER-2是阳性，需要进行为期1年的赫赛汀治疗，这意味着我需要连续注射那种价格昂贵的针。石蜡病理报告结果也在我的意料之中，没有惊诧、没有恐慌，就像拂过脸的那种不冷不热的风，有感觉，但没觉得有什么不好，也没觉得有什么好。回到家，我仔细阅读石蜡病理报告，将免疫组化指标的每一项都在网上查询了几遍，终于弄明白了它们的含义。遗传因素的比重较大，我属于DNA携带癌症生长因子，比较无奈。我要做的只有积极治疗、爱惜身体、增强免疫力，尽量将生命延续得长久些。治疗只是一种手段，我知道我不能因为患了乳腺癌就改变我的生活。

　　出院后，我才将病情告诉了父母和公婆。他们见到我的精神状态很好，心里也就踏实了。其他亲人问到我的病情，我便如实告知。我很清楚自己今后的可能，如果真的有那么一天，只希望我能走在父母之后，也就无憾了。所以，我常以开玩笑的方式提醒他们有可能发生的事，虽然他们不爱听，但我觉得必须让他们有这样的思想准备。

　　我想这是一种良性循环，以我从容淡定的态度影响我身边的人的情绪；反过来，他们的好情绪更让我安心。

　　我并不是一个天生乐观的人，但我确实是一个比较理性的人。第一次化疗后的三天，虽然吃不下东西，但我尽量吐完就马上往嘴里塞食物。之后，我的食欲还比没病时好。无论从伤口愈合、患肢的锻炼恢复，还是化疗反应的恢复，我都属于时间较短的。

　　感谢我的理智，感谢亲人们的照顾，感谢我的主治医生，感谢挂念我的朋友们！我还在，我没变！

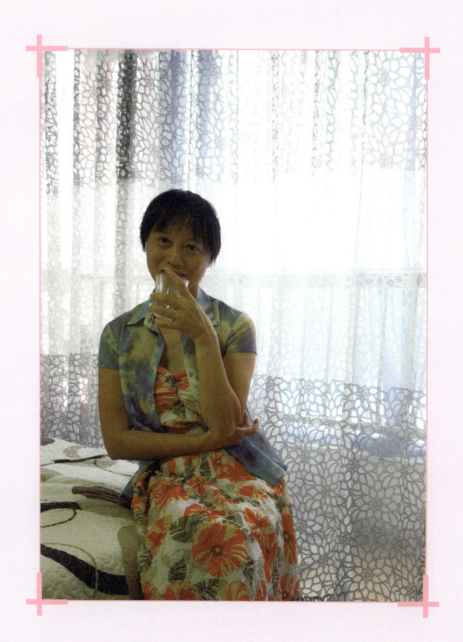

笑对眼前事，善待眼前人

本文作者：王美琳

花园花名：春雨

基本情况：术后 13 年；

现为粉红花园志愿者。

2005 年 8 月，一次洗澡时我触碰到乳房，发现有一个硬块。第二天，我就到本地医院做了检查，检查结果是良性的，医生建议我半年后复查。我对此很重视，3 个月后就去医院做了彩超检查，结果发现肿块又长大了，我决定把这个"良性"瘤子切除，不留这枚"定时炸弹"。可当主治医生问我是否要保乳时，我顿时感到头晕目眩，"我是良性的，为什么问这个问题？""可能是恶性的。""可能性有多大？""很大！""我出院！"我大喊一声。无论医生怎样劝说：可以请医院里最好的外科医生，还可以请北京或天津的相关专家给我治疗，我都一概回绝，我要自己到北京去检查和治疗！那一年我 40 周岁。

来到北京协和医院，经过一系列的检查后确诊是乳腺癌，我最后一丝幻想破灭了。在等待住院手术期间，我把工作交接清楚，同父母、孩子做了交代，感觉到了世界末日，大脑空空，做好了有去无回的准备。

手术当日，一共有 9 位患者进行了手术，我们 9 个人在手术室外的等候室里坐成一排,等候医生的"判决"。中午时分,医生手拿单子,说:"我念到名字的可以回病房了。"我什么都没听到,只感觉身边的几个人"呼"的一下,起身就往外跑。"慢点儿,有轮椅送你们回去。""不用,自己能回。"这时我才想起,向着已经跑远的刚做完小手术的病友们喊了一声:"给31床家属带个话,我被留下做二次手术了,让他们别着急!"没人理我,全跑没影儿了。

等我清醒了已是第二天早晨,看到自己浑身插着管子,一动也不能动。我平躺了3天,然后拔管、拆包,才可以下床走动。现在的手术操作技术很先进,做前哨淋巴结清扫术时,不用大动干戈摘除很多淋巴,避免了很多手术后遗症。

当知道自己患癌症时,我没有哭泣;当走进手术室时,我没有哭泣;当手术后疼痛时,我没有哭泣;当经历放疗、化疗的痛苦时,我也没掉一滴眼泪。只有当医生打开我的手术包拆线时,看到缝合的刀口,我再也忍不住,眼泪如泉涌而出。上天赋予我女性的标志,怎么就给收了回去?太残忍了!

以前,我对乳腺癌一无所知,怎样治疗,如何配合治疗,什么是化疗、放疗,只是听说化疗会很痛苦。我不知道自己还能活多久,会不会今后一生都在病床上度过,会不会是一个废人,不能工作,需要家人照顾,拖累家人和社会。当时,我非常渴望有一个能明确回答所有疑问的人在身边(这也是后来成立协和粉红花园的主要原因之一)。这时,我认识了花园创始人——威——改变我人生坐标的人。

威比我小3岁，大眼睛、长睫毛、皮肤白皙，和我住同一间病房。她老公告诉我，同她交流一定要注意方式。她很抵触西医手术，一直用中医治疗，已经耽误3个月了。一开始，我没话找话地和她聊天，她就敷衍我几句。在我将开始化疗的前一天，我想在医院附近找一家理发店，把头发剪得短短的。因为医生告诉我要化疗6次，用进口药物，一定会掉头发。先把头发剪短可以避免我看到脱落的秀发而伤心。这时威从病床上坐了起来，说："我会理发。""你是理发店的？""不，我读中学时，给同学理过发。"听她这么说，我差点晕倒。我的秀发一直都是找最好的美发店进行修剪的。"反正你的头发也要掉的，我正好练练手。"好吧，只要你肯和我交流，那我们就互动吧。后来，同病房的于姐准备化疗前，医生望着浑身插着管的威说："给她把头发也剪了吧。"

我们3个人同住一间病房，我最先开始化疗，于姐和威是同一天进行。一般情况下，医生会提前同病人家属谈话，制定治疗方案。威的丈夫那天一大早就穿着西服、戴着领带，端坐在病床旁等候医生的召唤，可是到了10点医生也没叫他。他以为不会谈了，正好又有其他事情要办就离开了。刚走一会儿，医生就来找他。无奈，威自己同医生进行的谈话。

我们的主治医生周大夫是一位年轻帅气、才华横溢、医术精湛、记忆力超强、风趣幽默、富有爱心的帅哥。他总能把复杂的事变得很轻松，当被问到什么是放疗时，他说，就是把皮肤烤成像烤鸭皮一样。周大夫每天带着几位帅气的医生查房，他们就像一缕阳光照进病房，带来生命的力量！当时，只有一位女医生关大夫，她是粉红花园的主创人员之一，是我们的"护花大使"。

每个人对化疗的反应都不一样，我和于姐用的是同一种药，剂量也一样，但我俩的反应大不相同。我是感觉干燥，口舌生疮、皮肤干裂，就想吃凉的东西。于姐则是每天发烧、出很多汗，睡一宿觉后衣服就像刚刚洗过一样，能拧出水来，被褥全湿。我一闻到饭菜味就恶心，于姐则没有不良感觉。当有馒头、窝头等半圆形状的东西摆在我们面前时，威都会说："拿开，看到这个形状，我受刺激。"类似这样的事很多很多，威写的文章《笑笑病房里的故事》都是真实发生在我们身上的事情。

化疗是最大的魔鬼，对我们的身体大肆摧残。我们当时编了一句调侃医生的话："保你掉头发，保你白细胞最低，就是不保乳。"第一次化疗后我的白细胞就降到了最低值，打了2次增白针才勉强达到指标；第二次化疗后我就掉光了头发，没有了味觉；第三次化疗后，我就走不动路了；第四次化疗后，我的皮肤、指甲都变黑了；第五次我一边化疗一边呕吐，马路牙子都迈不上去了，满口牙齿都松动了，并且持续低烧；第六次化疗后，我倒是没有任何反应，只是体力不支，总算顺利过渡到放疗阶段。因为看到了希望，盼来了光明，我们每个人都很佩服自己，闯过来了，挺过来了。精神决定一切！放疗的过程比化疗好过多了，只是需要注意保护皮肤。

在医院接受治疗时，我们体内的白细胞降到了最低值，医生要求我们在病房里也要戴上口罩，尽可能不要让亲朋探视，避免感染。我感到体力不支，走不动路，只能站在窗前看楼下看自行车的老大爷吃着老伴刚送来的冒着热气的饭菜，感受他们那种幸福。我每次去协和医院东区做放疗，路过天安门、西单，看到穿梭的车辆、行走的人群，都十分羡慕。那一年，我的父母已经70多岁了，妈妈每天为我擦洗，爸爸为我奔波报销医药费，开导我，让我安心养病，不用操心家里任何事情。那时，我就下决心，无论遇到多大的困难，都要坚强地挺过去，坚持就是胜利，我要好好活着。我肩负着使命，孩子要养大成人，父母要孝敬养老，没完成任务，决不能倒下。

我们每个人的治疗经历都是一笔宝贵的财富，汇合到一起就是一本抗癌指导书，不能白白地浪费掉，健康的人、新的病友都需要这些经验。医生利用科学让我们康复，亲朋的关爱让我们获得了新生，我们更要尽最大所能去关爱那些需要我们的人。于是，威和关医生联手创建了粉红花园，把爱传递下去！

笑对眼前事，善待眼前人。珍惜每一天，明天更美好！

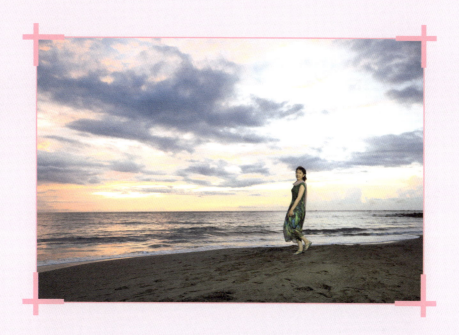

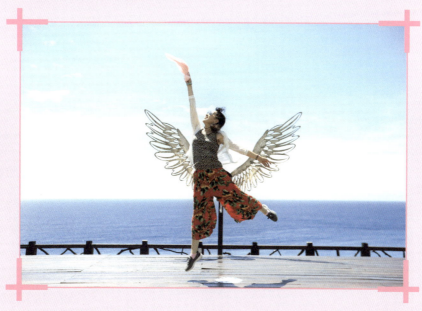

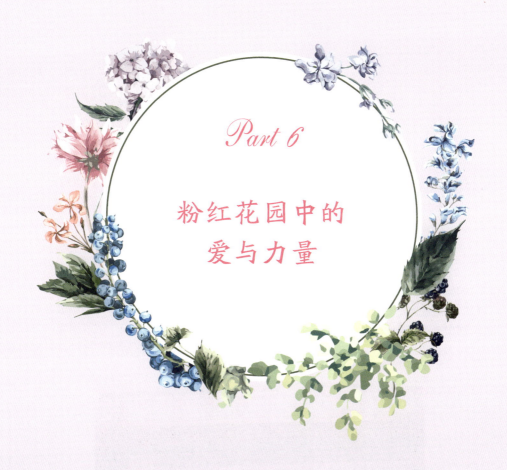

Part 6

粉红花园中的
爱与力量

缘起协和，因爱成长

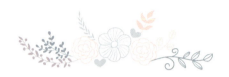

成立于2009年10月29日的粉红花园，是在北京协和医院乳腺外科孙强主任的倡导下，汇集医生、护士、患者三方的力量共同组成的公益组织。是协和医学基金会平台下的乳腺癌专项项目，服务于罹患乳腺癌的病患姐妹并面向全社会的健康女性进行宣传、教育。

粉红花园发展的过程，是爱的种子生根、发芽、开花、结果的足迹，也是众多病患姐妹走进花园并在其中完成转变、成长，重建自己美丽人生的过程。粉红花园现已成为全国知名的医患一体的乳腺癌公益组织，并规划出未来可期待的愿景——迈向一个有组织、有分工、有资金、有运作的专业化管理高度，为更多有需求的女性带来粉红花园的公益温度。

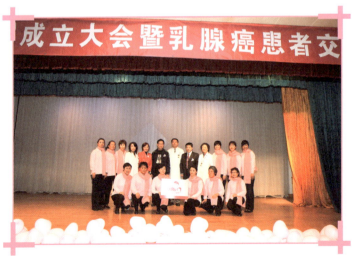

2009年10月29日，协和粉红花园成立

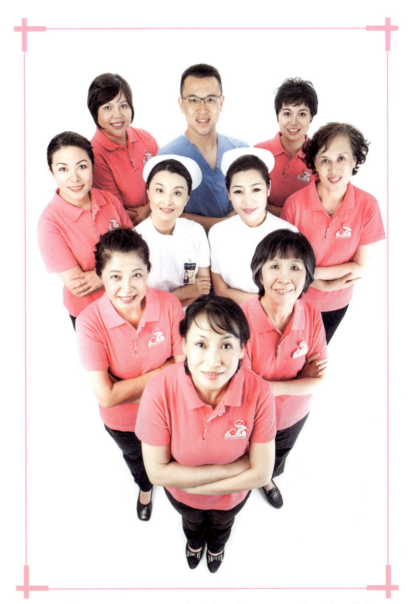

粉红花园由医生、护士和志愿者组成,他们用爱心铸就康复

第一位志愿者

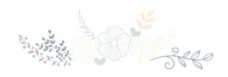

粉红花园即将迎来自己的十周岁生日,今天花园的所有成绩都离不开她的第一名志愿者——王威。她对粉红花园有一份强烈的使命感并具有无私的奉献精神,她带动了几十位康复后的乳腺癌患者加入了粉红花园,成为第一批接受协和医院专业培训,并长期和医生、护士并肩在门诊病房探访一线病人的志愿者团队。这支专业的志愿者团队以及后来成立的粉红花园活动策划团队"粉红花蕊",如同花园的左膀右臂,像吸铁石一样吸引着无数后来的乳腺癌患者加入粉红花园的大家庭里。

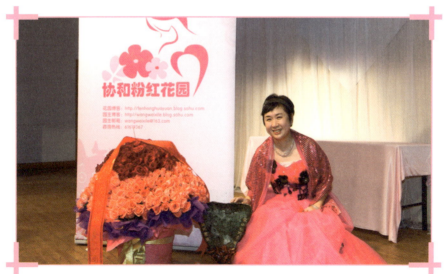

第一位志愿者——王威

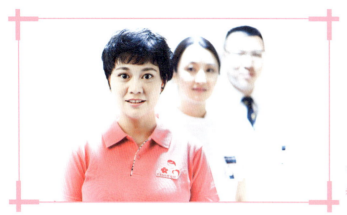

由医生、护士、患者三方组成的粉红花园

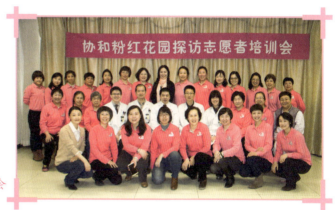

2016年3月,志愿者培训会

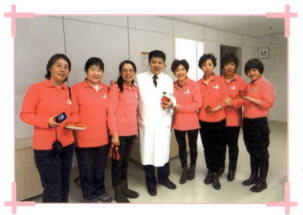

探访志愿者与北京协和医院乳腺外科孙强主任

粉红花园基金

作为协和医学基金会的项目之一，粉红花园成立以来得到了协和医院各级领导的大力支持和帮助，带着这份良好的基因，粉红花园一直积极广泛地和众多社会公益组织建立联系，为粉红花园聚集能量。其中包括和新阳光慈善基金会合作，参与腾讯每年举办的"99公益日"活动等，让更多的社会力量和协和医学基金会一起灌溉粉红花园。

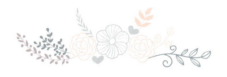

1. 静听花开

"静听花开心灵工坊"是粉红花园长期支持的独具特色的项目之一。乳腺癌这种疾病的特点就是它的成因复杂，在临床治疗方面，除去手术、放疗、化疗、靶向治疗这些标准治疗方案之外，患者心理层面的接受、调整、重建的过程也至关重要。这也是粉红花园成立时的初心——能否在医院之外，在医生护士的引领下，让病友帮助病友，成为彼此的榜样，建立信心，走出患病之初最难的阶段。

带着这个使命，"护花使者"石纳带领粉红花园志愿者团队，在诸多的国际交流、病友组织交流的过程中，用心汲取了很多艺术疗愈、心理咨询方面的先进经验，同时也有序地将一些课程、工作坊，根据粉红花园病友的需求逐一落地。

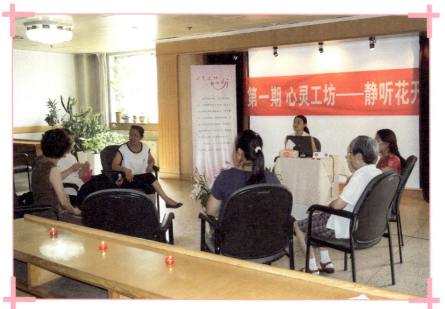

2014年静听花开心灵工坊活动

◇ 2. 梅香小筑 ◇

"梅香小筑"是粉红花园针对复发转移的病友群体策划的系列主题活动。这个人群是乳腺癌患者不能回避的群体。国际上最新的临床药物,疼痛的缓解,心灵的疏导甚至宗教的慰藉,是这个病患群体的需求和关注重点。

◇ 3. 青葱玫瑰 ◇

乳腺癌患者日益年轻化是东方女性有别于西方女性的特点。面对中国乳腺癌患者的年轻化,粉红花园策划并举办了一系列针对年轻乳癌患者的沙龙活动,如"遇见美术""遇见宝宝""遇见十年"等,邀请艺术家、患者、医生等,就患者关心的生育、乳房再造等焦点问题进行各种交流。

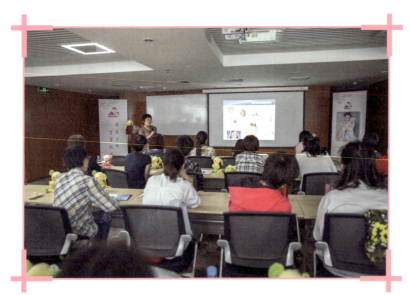

青葱玫瑰——"遇见宝宝"主题活动

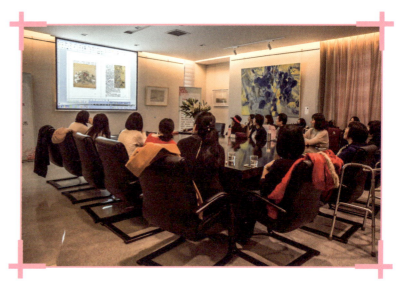

青葱玫瑰——"遇见美术"主题活动

◇ 4. 社会筛查 ◇

北京协和医院乳腺外科是"十一五""十二五"等国家关于中国女性乳腺癌筛查方式研究等多项重点课题的牵头单位,代表了中国乳腺癌筛查的方向和高度。宣教与筛查是粉红花园面向社会和健康人群的工作重点,每年都会与媒体展开宣教活动,同时走进企业和社会,对健康女性进行乳腺癌科普宣教和筛查。

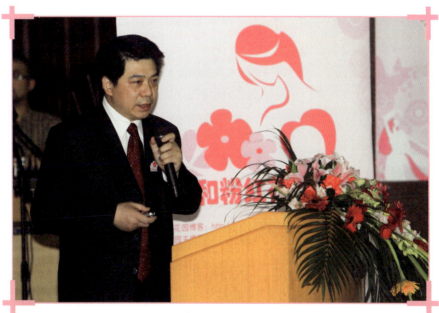

孙强主任在粉红花园活动上讲话

5. 粉红微课堂

利用移动互联网的便捷，粉红花园在"香七微课堂"等平台直播试讲之后，开办了"爱花使者微课堂"。针对病友和健康人群的不同需求，设计更多的线上课程及宣教活动，让粉红花园的力量帮助到更多的人，真正实现小活动大传播的目的。

6. 淋巴水肿手法引流

淋巴水肿是乳腺癌患者在手术后因清扫淋巴结或接受放疗而普遍遇到的棘手问题。乳腺外科关竞红医生携手康复科刘颖医生和乳腺外科的护士们，用几年的时间，从世界众多治疗淋巴水肿的临床经验中，选择了国际淋巴水肿治疗"金标准"——来自奥地利的VODDER淋巴手法引流，并花费了大量的学费和时间，每人完成了160小时的规范培训，经过严格理论及手法实操考试，取得了国际认证，成为中国第一批全球认证的VODDER淋巴手法引流治疗师。他们在粉红花园开展测量评估、自我预防操及治疗，目的是在未来让更多的中国乳腺癌患者受益。

学术高度，国际视野

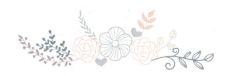

依托北京协和医院的学术平台，粉红花园成为乳腺癌学术及前沿信息交流的重要平台。曾与世界乳腺癌防治基金会及粉红丝带创始人Susan G Komen总裁一行亲切交流；接待过肯尼亚总统夫人的来访；也曾与哈佛公共关系学院深度互动。这些国际交流，都为粉红花园的健康发展，拓展了更好的信息平台和国际视野。

2014年，加入了"全球华人乳腺癌病友组织联盟"的协和医院乳腺外科在北京主办了"第五届全球华人乳腺癌病友组织联盟大会"（5GC）。大会的论坛部分将联盟带到了全新的专业医疗高度，既呈现了北京协和医院在中国女性乳腺癌筛查方面的成果，也强调了年轻乳腺癌患者的治疗、再造和生育问题。值得一提的是，粉红花园在石纳的精心策划下，准备了一台名为"你鼓舞了我"的晚会欢迎大家，晚会感动了到场的每一个人。

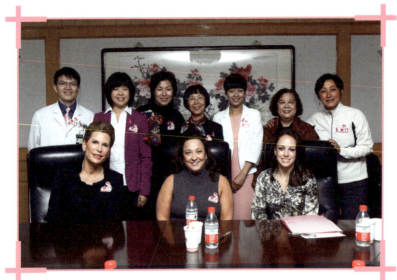

世界乳腺癌防治基金会及粉红丝带创始人 Susan G Komen 总裁到访，并与粉红花园志愿者交流

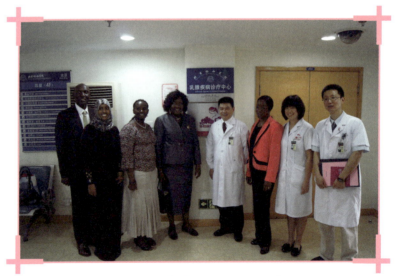

粉红花园接待肯尼亚总统夫人到访

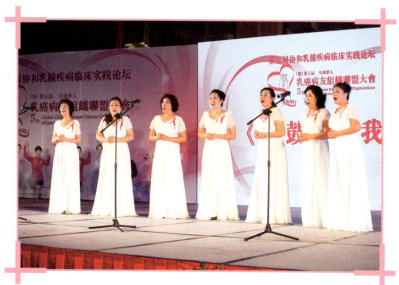

粉红花园代表在第五届全球华人乳癌病友组织联盟大会上演唱主题歌《你鼓舞了我》

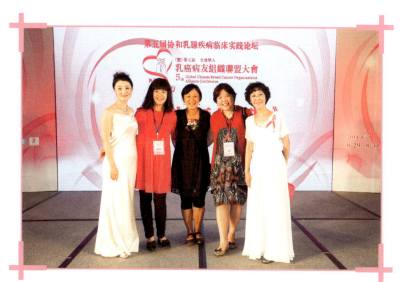

第五届全球华人乳癌病友组织联盟大会晚会现场

社会宣教，媒体传播

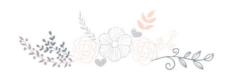

粉红花园在精心呵护每一位病患的同时，非常注重不同领域优良人才的培育，并全力帮助每一粒种子开花结果，最终让这些鲜艳的花朵通过社会媒体的宣传，让健康人群了解到，原来乳腺癌并不可怕。

粉红花园将医生、护士、患者共同创作的原创歌曲及诗歌，录制成为《粉红音乐宝典》专辑，广泛传播；粉红花园邀请香港地区著名音乐大师鲍比达为花园谱写了主题歌《生命的礼物》，由歌手郭蓉和患者们共同录制完成；粉红花园还参与了中央电视台举办的"粉红康乃馨"母亲节晚会；粉红花园和《时尚健康》杂志长期合作，在粉红丝带十周年、十五周年之际，参与到防治乳腺癌的系列推广活动当中。

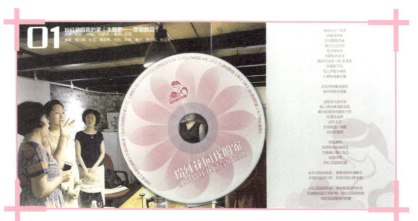

粉红花园原创音乐专辑

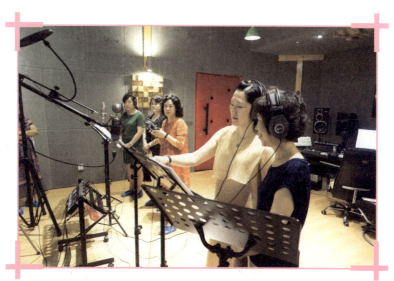

志愿者录制粉红花园主题歌《生命的礼物》

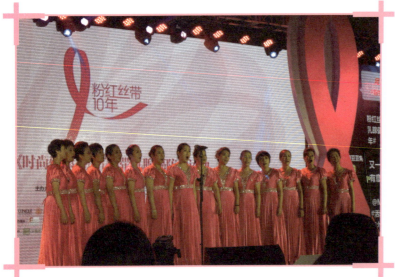

粉红花园在《时尚健康》杂志举办的粉红丝带十周年活动上演出

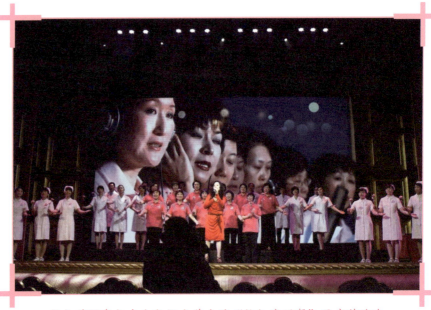

粉红花园参与中央电视台举办的"粉红康乃馨"母亲节晚会

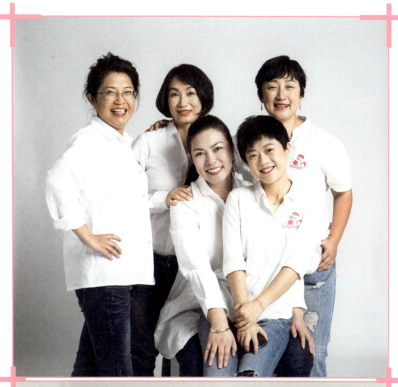

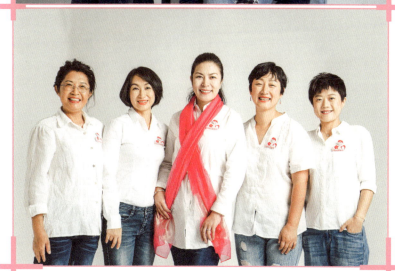

粉红花园志愿者参与《时尚健康》杂志粉红丝带十五周年拍摄
(《时尚健康》杂志供图)

线上线下，争奇斗艳

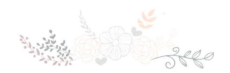

多姿多彩的线下志愿者主题活动，是粉红花园最靓丽的风景。合唱团、舞蹈队、摄影组，还有时装秀，每一个小组成员都从业余到专业，犹如蝴蝶般蜕变。另外，粉红花园每年都会举办一次大型的病友联谊活动，内容包括协和医院针对患者最关注领域开展的讲座，以及"春之旅""夏之旅""秋之旅""冬之旅"一系列最受患者欢迎的粉红花园病友联谊活动。不定期举办针对不同人群和不同需求的"青葱玫瑰"系列活动、"亲密爱人"答谢活动、"梅香小筑"系列活动等。

除了丰富多彩的线下活动以外，粉红花园也十分注重线上的宣教、传播和管理。目前针对近千人的粉红花园病友微信群，每天晚上固定时间进行志愿者答疑，并在粉红花园微信公众平台详尽报道粉红花园的活动和资讯。从2017年开始，粉红花园还利用香七微课堂、千聊等线上网络平台，开展网络直播宣教，效果显著。

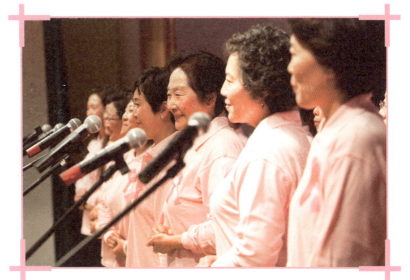

粉红花园合唱团风采

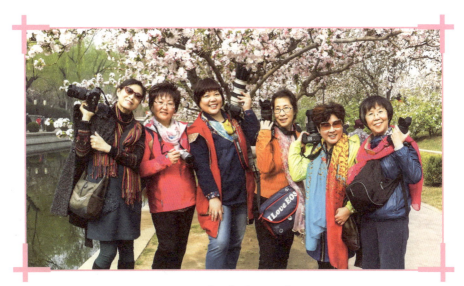

粉红花园摄影班风采

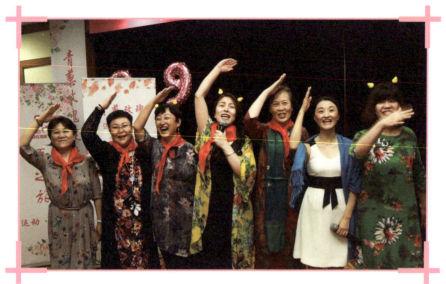

2017年6月"夏之旅"活动,患病七年的志愿者得到了礼物红领巾

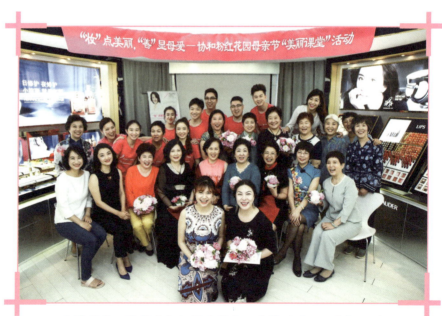

雅诗兰黛品牌携手粉红花园举办母亲节"美丽课堂"活动

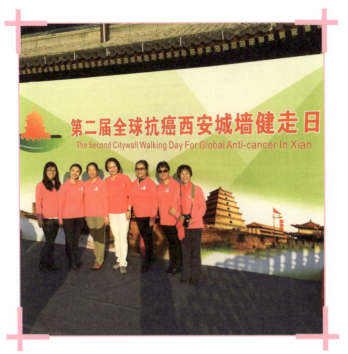

粉红花园参与"第二届全球抗癌西安城墙健走日"活动

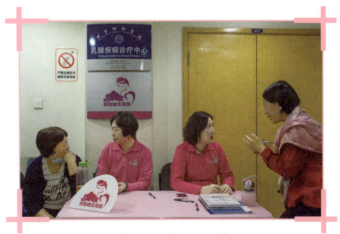

粉红花园志愿者进行门诊咨询

粉红花园大事记

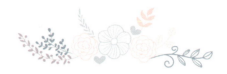

2009 年

10 月 29 日，粉红花园成立
11 月，第一次探访志愿者培训会
11 月，正式开始病房探访和门诊咨询

2010 年

向景山学校教师献爱心，举办乳腺健康知识宣教与筛查
举办面向化疗病人的"丁香结"下午茶
参与第三届全球华人乳癌病友组织联盟大会（3GC）
粉红花园摄影班成立
举办"让色彩点亮生命"丝巾秀讲座
粉红花园合唱团成立
粉红花园舞蹈团成立
举办粉红花园一周年庆祝活动
《北京青年报》刊登"粉红关爱，女人花开"报道
与台湾地区台中市开怀协会结为姐妹联盟

2011 年

"母亲节"进行免费乳腺癌筛查

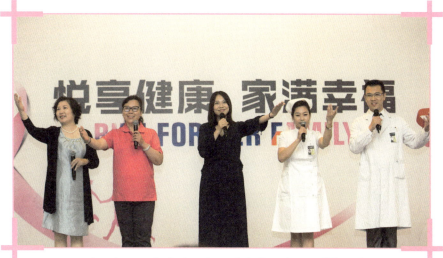

医生、护士、患者共同朗诵《生命无悔，因爱相随》

录制粉红音乐宝典第一张专辑——《生命的礼物》

参与中央电视台举办的"粉红康乃馨"母亲节晚会

举办"亲密爱人"答谢会

举办"花样年华"时装秀

参加"粉红中国"启动仪式

举办粉红花园"秋之旅"——粉红花园两周年庆

粉红花园合唱团与美国钢琴家合作演出

2012 年

举办新春联欢会

在第四届全球华人乳癌病友组织联盟大会上表演芭蕾舞《生命的礼物》

接待肯尼亚总统夫人来访

在北京女子高尔夫俱乐部举办专项捐款仪式

参与协和医学基金会汇报演出

参与《时尚健康》杂志举办的粉红丝带十周年晚会

举办粉红花园三周年庆典

2013 年

"静听花开心灵工坊"启动
与雅诗兰黛品牌合作进行乳腺疾病免费筛查
参加第二届肿瘤患者全人类关怀国际研讨会

2014 年

举办粉红花园"春之旅"活动
与美国哈佛公共关系学院进行座谈交流
录制粉红音乐宝典第二张专辑——《粉红花园我们的家》
主办第五届全球华人乳癌病友组织联盟大会，举办专业论坛及原创晚会"你鼓舞了我"
接受《时尚健康》杂志拍摄与采访
参加台湾地区台中市开怀协会 20 周年庆典及培训课程
接受北京城市广播《京城帮帮团》采访

2015 年

举办"静听花开心灵工坊"——"向死而生"主题活动
参加西部论坛西安会议
举办粉红花园"冬之旅"活动
参加"粉红中国"系列培训

2016 年

"粉红花蕊"核心团队组建
与新阳光基金会合作，参加腾讯"99 公益日"活动
开办第二期摄影班

粉红花园微课堂开播"乳癌术后如何减少复发转移"课程
举办"青葱玫瑰——遇见美术"主题活动

2017 年

举办"青葱玫瑰——遇见十年"主题活动
举办"青葱玫瑰——生育之惑"主题活动
开展粉红花园微课堂：粉红宝典化疗篇
母亲节与雅诗兰黛品牌合作美丽课堂
举办粉红花园"夏之旅"活动
开展粉红花园微课堂：孙强主任直播回答内分泌治疗问题
组建梅香小筑微信群——复发转移病友的心灵港湾
参加乳腺癌乐活者联盟活动
参与腾讯"99 公益日"——"乳癌关怀在行动"
参加 Susan G. Komen 乳癌预防中国论坛并接受颁奖

2018 年

举办"梅香小筑"首次线下活动
举办粉红花园"春之旅"活动

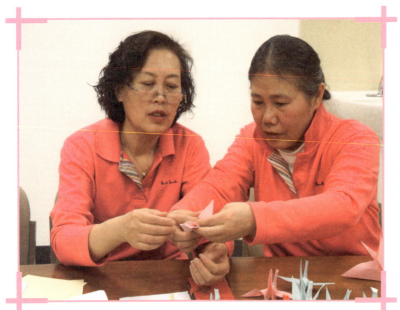

探访志愿者为病友手工制作千纸鹤

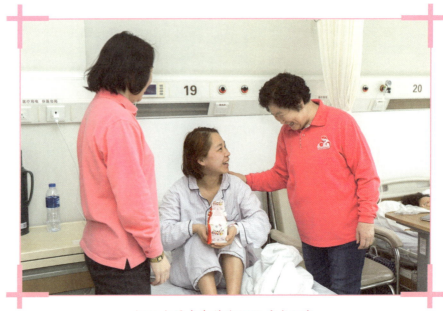

探访志愿者春节期间给病友拜年

特别鸣谢以下人员

关竞红、石纳、袁小非

周易冬、茅枫、沈松杰、姚儒、Helenluan

尹青、燕紫、张巧娣、温洁

未经许可，不得以任何方式复制或抄袭本书之部分或全部内容。
版权所有，侵权必究。

图书在版编目（CIP）数据

协和乳腺健康粉红宝典 / 北京协和医院乳腺外科著. — 北京：电子工业出版社，2019.2
ISBN 978-7-121-35714-5

Ⅰ. ①协… Ⅱ. ①北… Ⅲ. ①乳房疾病－防治－通俗读物 Ⅳ. ①R655.8-49

中国版本图书馆CIP数据核字(2018)第281020号

策划编辑：栗　莉
责任编辑：张瑞喜
印　　刷：中国电影出版社印刷厂
装　　订：中国电影出版社印刷厂
出版发行：电子工业出版社
　　　　　北京市海淀区万寿路173信箱　　邮编：100036
开　　本：787×1092　1/16　印张：9.5　字数：124千字
版　　次：2019年2月第1版
印　　次：2019年2月第1次印刷
定　　价：68.00元（赠手册一本）

凡所购买电子工业出版社图书有缺损问题，请向购买书店调换。若书店售缺，请与本社发行部联系，联系及邮购电话：（010）88254888，88258888。
质量投诉请发邮件至zlts@phei.com.cn，盗版侵权举报请发邮件至dbqq@phei.com.cn。
本书咨询联系方式：lily@phei.com.cn，（010）68250970。